RICHANG
SHENGHUO
ZHAOHU

中国式居家养老实用手册

日常生活照护

中国劳动社会保障出版社

图书在版编目（CIP）数据

日常生活照护：中国式居家养老实用手册／人力资源和社会保障部教材办公室，中国老教授协会职业教育研究院组织编写 . -- 北京：中国劳动社会保障出版社，2018

ISBN 978-7-5167-3372-1

Ⅰ. ①日… Ⅱ. ①人… ②中… Ⅲ. ①老年人–护理学–技术手册 Ⅳ. ①R473.59-62

中国版本图书馆 CIP 数据核字（2018）第044421号

中国劳动社会保障出版社出版发行

（北京市惠新东街 1 号　邮政编码：100029）

*

北京谊兴印刷有限公司印刷装订　　　新华书店经销

787毫米×1092毫米　16 开本　12.75 印张　145 千字

2018 年 3 月第 1 版　　2018年 3 月第 1 次印刷

定价：**48.00 元**

读者服务部电话：（010）64929211/84209103/84626437

营销部电话：（010）84414641

出版社网址：http://www.class.com.cn

编 委 会

总主编：沈小君

编　委（按姓氏笔画排序）：

刘志兴　回春茹　汤　杰　那国宏　杜　林　宋淑君

张宇傑　张彩虹　何吉洪　范立荣　周汝和　薛芳渝

本书编写人员

主　编：沈小君

编　者（按姓氏笔画排序）：

王　斌　刘诗怡　杨海龙　李　克　李欣塈　肖遵香

宋书香　张素红　张海波　徐丽丽　贾　莉　彭秋云

工作人员

演　示：梁金萍　肖同华

摄　影：果彤林

插　画：王　杰

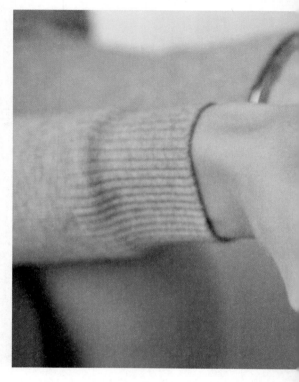

　　自 20 世纪下半叶开始，人口老龄化现状逐步成为各国决策者关注的一大议题，人口老龄化所引发的诸多问题也对越来越多国家的经济社会发展产生着深刻而持久的影响。2000 年年末中国进入老龄化社会，人口老龄化程度不断加深。截至 2016 年年底，中国 60 岁以上老年人口已超过 2.3 亿人，占总人口比例的 16.7%。据世界卫生组织预测，

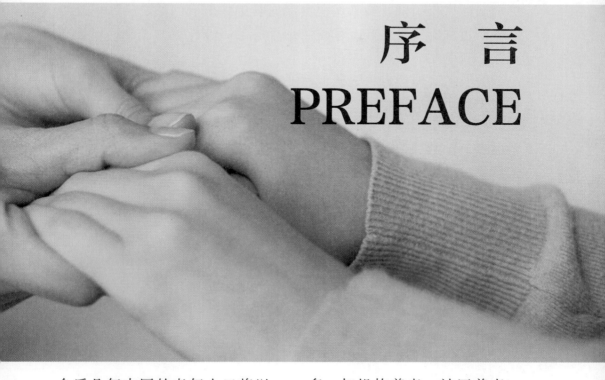

序 言
PREFACE

今后几年中国的老年人口将以每年超过 1 000 万人的速度增加，2033 年前后将达到 4 亿人，到 2053 年将达到峰值 4.87 亿人，超过全国总人口的 1/3。

随着人口老龄化形势的日益严峻，老年人的服务需求越来越多样化，养老服务将成为关乎老年人晚年生活质量及每个家庭福祉的民生事业。尽管可供老年人选择的养老形式很多，如机构养老、社区养老、居家养老等，但按照中国国情和民族习俗，居家养老显然是最符合老年人心愿的养老方式。一项调查显示：在中国，选择居家养老的老年人占 90% 以上，只有不到 10% 的老年人选择养老院或其他形式养老。

如何让老年人、家属和照护人员了解更科学的养老知识，熟悉更准确的护理方法，掌握

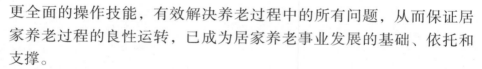

更全面的操作技能，有效解决养老过程中的所有问题，从而保证居家养老过程的良性运转，已成为居家养老事业发展的基础、依托和支撑。

正是在这种背景下，我们精心策划，邀请业内众多专家、学者和多年从事养老工作的一线人员，在参阅大量的国内外文献及相关学科研究成果的基础上，结合中国居家养老服务市场的现状，汲取各家之长，共同编写了这套"中国式居家养老实用手册"。"中国式居家养老实用手册"首辑共6册，包括：《居家照护基础》《日常生活照护》《活动与运动》《疾病与康复》《心理呵护》《营养与膳食》。

本套丛书在内容上力求普及与提高相结合，以普及为主；通用性与专业化相兼顾，以通用性为主；具有"中国式、时代感、大众化"特色和"易学、易懂、易会"的特点；方便不同层次、不同角色的读者学习和使用，既可作为专业居家养老服务人员的培训用书，也可用作老年人、家属、照护人员的科普图书。

本套丛书在编写过程中，得到教育部中国老教授协会、中国国际职业资格评价协会、中国老年学和老年医学学会科学养生专业委员会、北京养生文化交流中心、北京市房山区康怡养老院的支持和帮助，在此表示衷心的感谢！

鉴于我国居家养老知识体系、能力培训体系暨人才评价体系建设工作刚刚起步，许多问题还有待探讨，加上编写人员水平和实践的局限，书中不足之处在所难免，我们热忱欢迎广大读者提出宝贵意见，以便不断修改完善。

中国老教授协会职业教育研究院执行院长
中国老年学和老年医学学会《全国科学养生论文集》编审委员会委员
沈小君

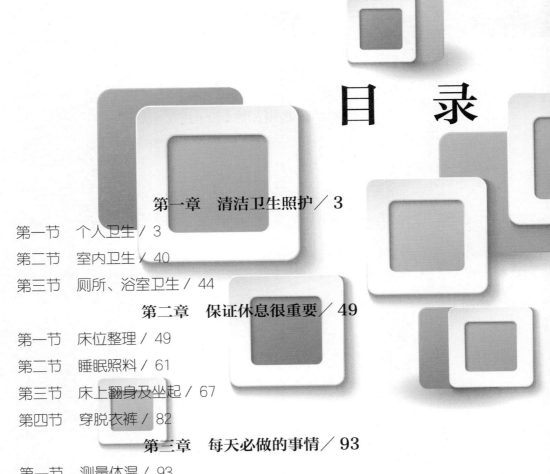

目　录

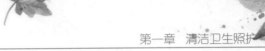

第一章
清洁卫生照护

第一节　个人卫生

一、洗脸

1. 目的

为卧床老年人清洁面部，促进血液循环，提高舒适度，预防感染，维护老年人自尊。

2. 准备工作

准备一：照护人员仪容仪表整洁、大方，修剪指甲，洗净双手。

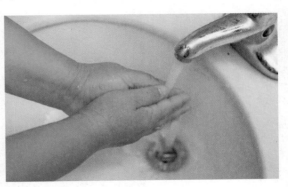

准备二：关上门窗，避免空气对流，防止老年人受凉。

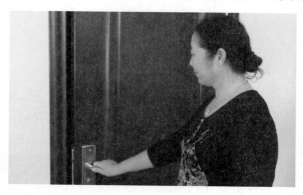

准备三：准备脸盆、毛巾、热水、润肤霜等。

3. 步骤

第一步：向老年人讲清要做的事情，语言表述自然、内容贴切。

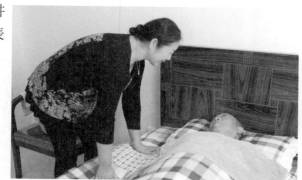

第二步：倒好热水，用手测试水温 (42℃左右为宜)。

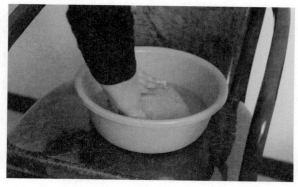

第三步：毛巾湿度合适，折叠正确。

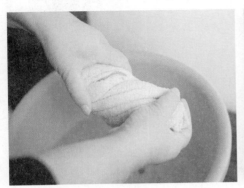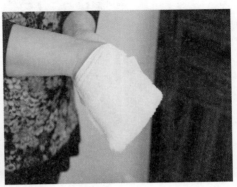

第四步：擦洗。擦洗顺序为：眼睛→前额→鼻部→脸颊→耳部→颈部→手。

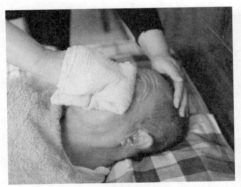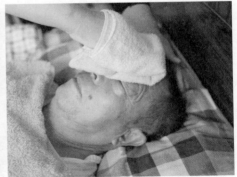

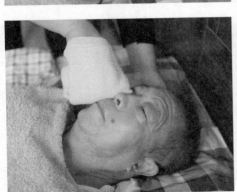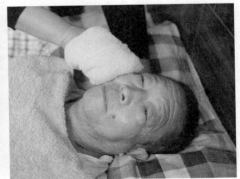

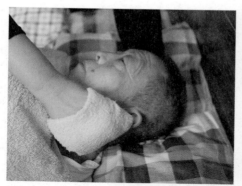
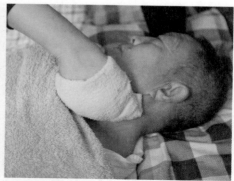

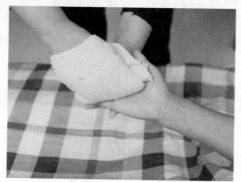

第五步：洗后涂润肤霜。

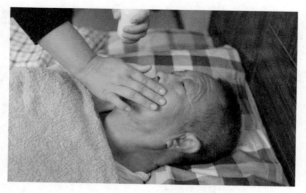

第六步：安置老年人于舒适体位，整理用物。

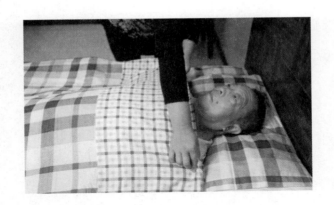

照护小贴士

　　1. 对于有自理能力的老年人，应尽量协助其自己洗脸，不包办，以保持其自理功能；

　　2. 润肤霜的使用要照顾老年人的习惯；

　　3. 擦洗时应注意用力适当，方法正确；

　　4. 毛巾不互用，洗脸与洗脚毛巾要分开使用。

二、梳头

　　老年人一夜醒来，头发凌乱，不可以用力、粗鲁地从上到下一次性用力梳发，否则很容易扯断头发、伤到头皮。正确的做法应该是先抓住头发中段，先把发梢慢慢梳开，然后再从头皮往下将头发梳理整齐。

1. 目的

　　为老年人梳理头发，促进老年人头皮血液循环，整理发型，愉悦老年人身心。

2. 准备工作

准备一：照护人员仪容仪表整洁、大方，修剪指甲，洗净双手。

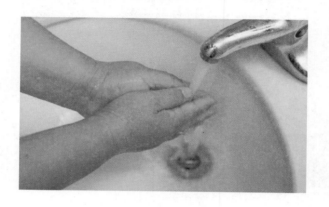

准备二：关上门窗，防止老年人受凉。

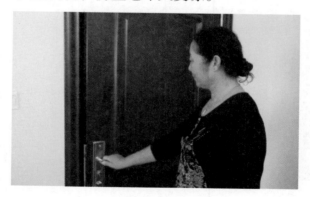

准备三：准备干毛巾、梳子等。

3. 步骤

第一步：向老年人讲清要做的事情，语言表述自然、内容贴切。

第二步：铺毛巾。协助老年人坐起，将干毛巾围于老年人颈肩部；对于卧床老年人，将干毛巾铺于枕上。

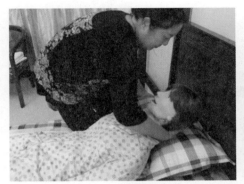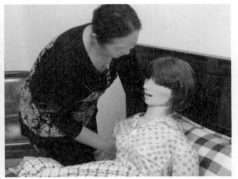

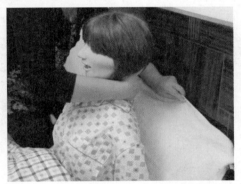

第三步：梳头发。用力恰当，方法正确。

（1）散开头发，一手压住发根，另一手持梳子从发根梳到发梢。

（2）长发打结时，应先从发梢至发根逐步梳理顺畅，然后再从发根到发梢进行梳理。头发缠绕、打结时，应先用少量清水湿润，然后再小心梳理。

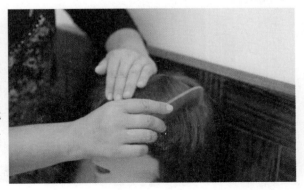

（3）按老年人习惯梳理合适的发型。

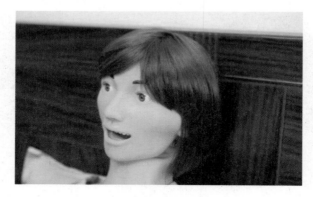

（4）对于卧床老年人，应先梳一侧，再梳另一侧。

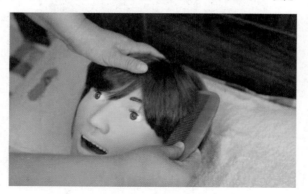

第四步：将脱落的头发丢入垃圾筒，整理衣被。

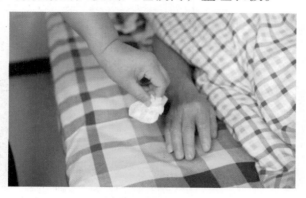

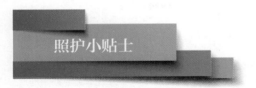

照护小贴士

1. 动作稳妥，不能强拉硬拽；

2. 治疗、进食前 30 分钟停止梳头；

3. 可尊重老年人意愿适当修剪发型，以方便梳理；

4. 选择长柄梳子，鼓励老年人尽量自己常梳头。

三、床上洗头

人的头发每天都会沾上许多灰尘和细菌，老年人应注意经常清洗头发，保持头发的清洁。油性发质的老年人在春秋季可 2 ～ 3 天洗发一次，在夏季可 1 ～ 2 天洗发一次，在冬季可每周洗发 1 ～ 2 次。干性发质的老年人在春夏季可 4 ～ 5 天洗发一次，在秋冬季可 7 ～ 10 天洗发一次。

如果洗发的水温过低，容易使老年人头部受凉，从而引起感冒，而水温太高则会损伤头皮。一般水温控制在 40 ～ 50℃ 比较合适。洗发时可用指腹揉搓头发，不仅有疏通脉络、活血按摩的作用，也可以避免指甲伤及头皮而产生过多头皮屑。洗发后要及时用毛巾擦干头发或使用吹风机吹干，避免着凉。

1. 目的

帮助卧床老年人清洁头发，去除异味，预防感染，提高舒适度，维护老年人自尊。

2. 准备工作

准备一：照护人员仪容仪表整洁、大方，修剪指甲，洗净双手。

准备二：关上门窗，冬天调节室温至 22 ～ 26℃。

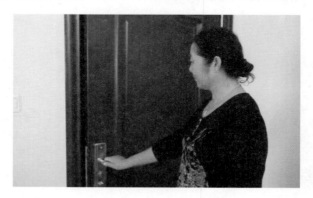

准备三：准备床上洗发盆、浴巾（或中单）、干毛巾、塑料布或橡胶单、洗发液、护发液、污水桶、水壶、热水、棉球、梳子、吹风机等。

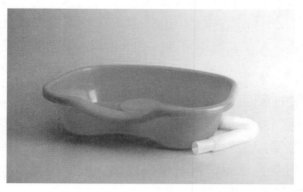

3. 步骤

第一步：向老年人讲清要做的事情，语言表述自然、内容贴切。

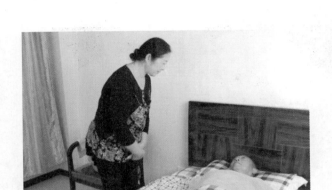

第二步：正确安置老年人体位。取平卧位，移枕于肩背部，将塑料布或橡胶单、浴巾（或中单）依次铺于头下；松开老年人衣领、内折，取干毛巾围于老年人颈部。

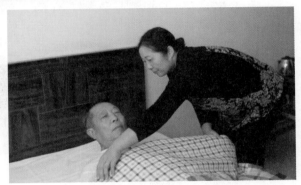

第三步：正确放置床上洗发盆。

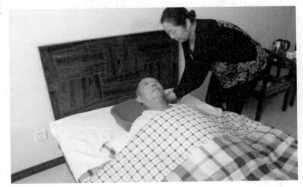

第四步：排水端接污水桶。

第五步：叮嘱老年人闭上双眼，用小毛巾盖住老年人眼部。

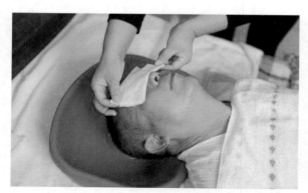

第六步：将棉球塞入老年人耳内，倒好热水，测试温度。

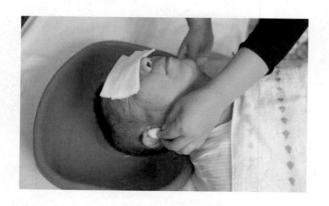

第七步：冲洗。用温水冲湿头发，倒少量洗发液于手心，均匀涂于头发上，用指腹揉搓头发并按摩头皮，注意力量要适中，揉搓方向从发际向头顶部进行。用温水冲净头发，必要时重复使用一次洗发液。用温水冲净后涂护发液，轻轻揉搓，再用温水冲净。用遮挡眼部的毛巾擦干面部，用颈部干毛巾包裹头发。

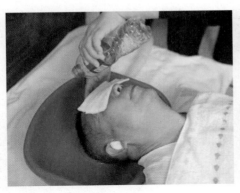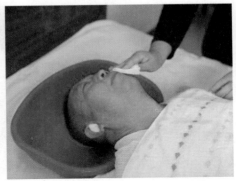

第八步：一手托头部，另一手撤去洗发盆，移枕于头下。

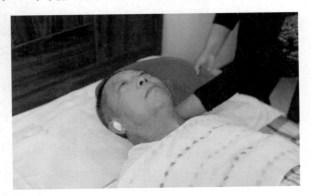

第九步：取出耳内棉球。

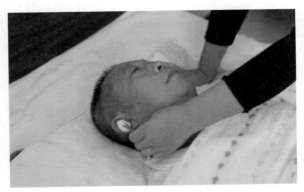

第十步：用干毛巾擦干头发，梳通头发。

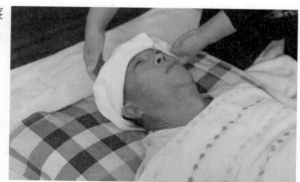

第十一步：用吹风机吹干头发，梳理整齐；撤去头下橡胶单和浴巾（或中单），安置老年人于舒适体位，整理用物。

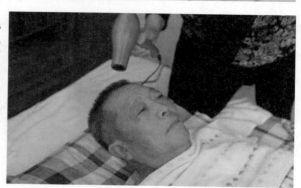

照护小贴士

1. 要注意不要让老年人受凉；

2. 防止水进入眼内、耳内；

3. 随时观察老年人的反应，询问感受；

4. 冲洗前先询问水温，防止烫伤或着凉；

5. 在洗头的时候往水里加一些醋，可以令头发变得有光泽。

照护小课堂

——老年人头发的养护方法

1. 保持乐观的精神

不良情绪对头发健康的影响很大。乐观的心态会促使人体分泌出大量的有益激素和乙酰胆碱酶等物质，这些物质可以把人体各个系统的功能调节到最佳状态，从而提高人体的免疫功能，达到美发护发的作用。所以，老年人要经常保持乐观的心态。

2. 加强身体锻炼

老年人经常参加身体锻炼，能起到改善血液循环、增强体质的作用。只要体质增强了，头发的健康也就有了保障。

3. 多吃对头发有益的食品

对头发有益的食品主要包括：

（1）含碘类食品，主要有海带、紫菜等，碘可以使人的头发变得乌黑发亮。

（2）有助于头发合成黑色素的食品，主要有菠菜、西红柿、马铃薯、柿子等，这些食物中含有较多的铜、铁等元素，这些元素是头发合成黑色素时不可缺少的物质。

（3）有助于头发生长的食品，主要有大豆、花生、芝麻等，这些食物中含有丰富的胱氨酸、甲硫氨酸等物质，这些物质是提供头发营养的重要成分。

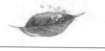

（4）富含头发所需维生素的食品，主要有胡萝卜、南瓜、鲜枣、卷心菜、糙米、草莓、柑橘等，这些食品中含有头发所需的各种维生素，常食用可降低头发变黄、变枯的概率。

4. 经常梳头

经常梳理头发，不但可以加快头发根部的血液循环，起到坚固发根的作用，还能起到醒脑提神、防止大脑衰退、增强记忆力的作用。在各类梳子中，以竹制的密齿梳子为最好，牛角梳子和木梳子次之，塑料梳子最差。老年人可在每天早晨起床后和晚上睡觉前各梳头一次，每次梳5～10分钟。其顺序是：先从额头往脑后梳2～3分钟，再从左鬓往右鬓梳1～2分钟，然后从右鬓往左鬓梳1～2分钟，最后低下头，由枕部发根处往前梳1～2分钟，以梳致头皮有热胀感为止。老年人在梳头时不可用力过大，更不可硬拉，只要用梳齿轻轻地接触头皮即可，以免损伤头部的毛囊或划伤皮肤。

5. 经常进行头部按摩

老年人应经常对头部进行按摩。其方法是：可在每天早晨起床后、午休前和晚上睡觉前，用十指（稍屈）的指尖和指腹自额上发际开始，由前向后经头顶至脑后发际，边梳头边按摩头皮，每次按摩10～15分钟，然后再将两手向两边分开，按摩两鬓的皮肤，每次按摩5～10分钟。坚持按摩可以起到预防或减轻老年性脱发的作用。

6. 尽量减少染发、烫发的次数

频繁的染发、烫发会使发质受损，使头发易断裂，变得粗糙、易分叉。应以每年染、烫各一次为宜。且老年人应将染发、烫发分开进行，二者之间最好相隔3个月以上，否则会给头发造成较大的损害。另外，老年人应减少使用吹风机吹发的频率，需要尽快吹干头发时，尽量用干毛巾吸干头发的水分，再使用吹风机将温度、风力调至中低挡位进行吹风，以减小对头发的损害。

四、床上洗脚

1. 目的

为卧床老年人清洁双足，去除臭味，促进足部血液循环，提高舒适度，促进睡眠。

2. 准备工作

准备一：照护人员仪容仪表整洁、大方，修剪指甲。

准备二：关门窗，避免对流，冬天调节室温至 22 ~ 26℃，防止老年人受凉。

准备三：准备橡胶单（或塑料布）、水盆、热水、浴巾、毛巾、润肤霜等，视情况准备香皂或其他类型的清洁剂。

3. 步骤

第一步：向老年人讲清要做的事情，语言表述自然、内容贴切。

第二步：倒好热水，测试温度（水温以 40 ~ 45℃为宜）。

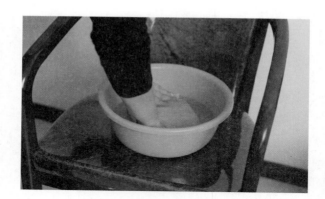

第三步：安置老年人于合适体位。协助老年人取仰卧位，掀开盖被，被尾向上折，屈膝，取一软枕垫在老年人膝下，将橡胶单（或塑料布）和浴巾依次铺于足下。

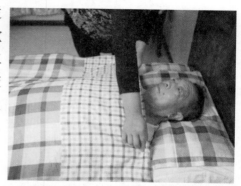

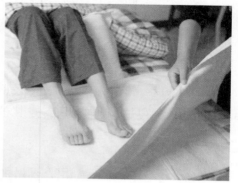

第四步：裤管卷至膝部，放水盆于浴巾上，先将一只脚放入水盆内，询问老年人水温是否合适。

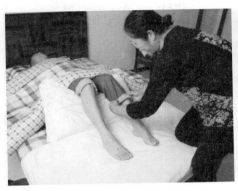
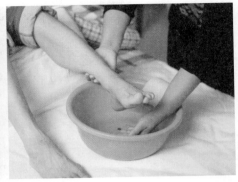

第五步：洗脚。洗脚顺序依次为：踝部→足背→足底→趾缝。洗完后用毛巾擦干双脚放于浴巾上。

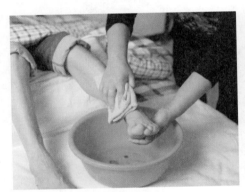
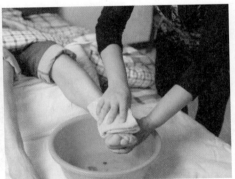

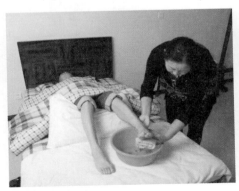
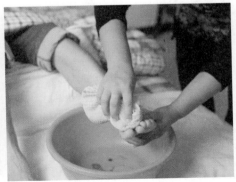

第六步：撤去水盆，必要时修剪趾甲；涂润肤霜，整理床位，安置老年人于舒适体位。

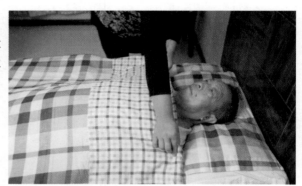

第七步：整理用物，洗手。

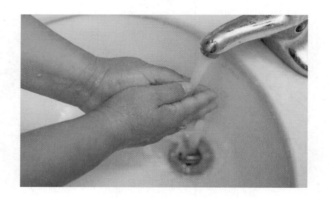

照护小贴士

1. 水盆要放稳，避免打湿衣被，如有沾湿及时更换；

2. 如有足底皲裂，根据老年人习惯涂软膏保护；

3. 冬天常用热水泡脚，可促进睡眠；

4. 注意水盆底面的清洁。

五、会阴清洁

1. 目的

为卧床老年人清洁会阴，去除异味，保持清洁，预防感染，提高舒适度。

2. 准备工作

准备一：照护人员仪容仪表整洁、大方，修剪指甲。

准备二：关上门窗，避免空气对流，冬天调节室温至22～26℃，防止老年人受凉。

准备三：准备橡胶单（或塑料布）、中单或浴巾、水壶、热水、毛巾、干净内裤、便盆、一次性手套等。

3. 步骤

第一步：向老年人讲清要做的事情，语言表达自然、内容贴切，也可用布帘遮挡老年人。

第二步：倒好热水，用手或水温计测试温度（水温以42℃左右

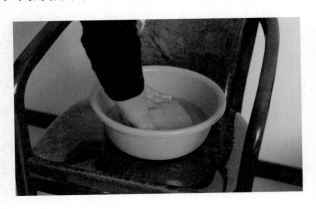

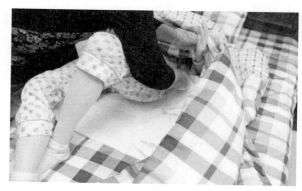

为宜）。

第三步：在老年人臀下垫橡胶单（或塑料布）、中单（或浴巾），脱下对侧裤管盖于近侧腿上，协助老年人屈膝形成仰卧位，暴露会阴部。

第四步：清洁

（1）冲洗法

照护人员一手托臀，另一手将便盆放于老年人臀下。一手持水壶将温水从上倒下（先倒少许，询问水温）。另一手戴手套，拿毛巾从上到下擦洗会阴至清洁，擦干。

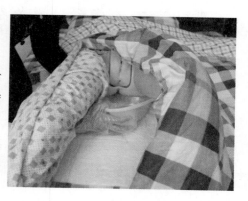

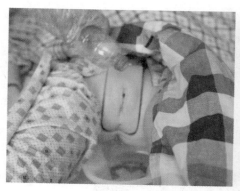

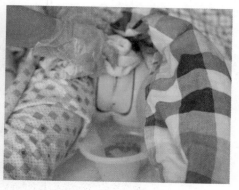

（2）擦拭法

戴一次性手套，将毛巾浸湿，拧干，从会阴上部向下至肛门擦

洗干净。如果老年人能
自行擦洗，可将毛巾拧
干后交老年人自行擦洗。

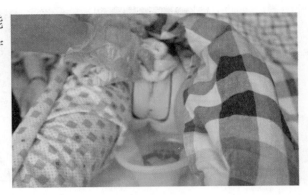

第五步：撤去便盆和橡胶单、中单。

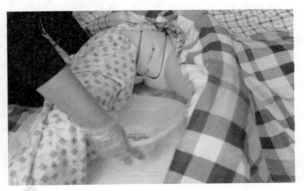

第六步：更换干净内裤。

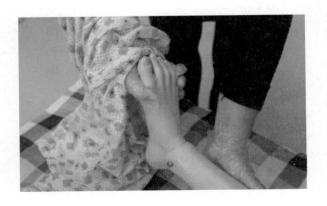

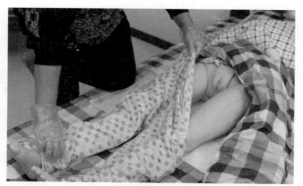

第七步：整理衣被和床位，安置老年人于舒适体位，洗净双手。

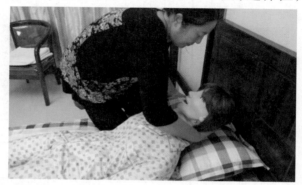

照护小贴士

1. 鼓励老年人自行清洗会阴，每日至少一次；

2. 注意保护老年人隐私，不过多暴露老年人，注意保暖；

3. 水温不能过热或过冷，避免烫伤和引起不适；

4. 注意由上到下、由前向后擦洗，避免往返擦拭；

5. 注意避免沾湿衣被，如沾湿需及时更换。

六、淋浴

1. 目的

为部分自理能力丧失的老年人清洁全身，去除污垢和异味，提高舒适度，维护老年人自尊，愉悦身心。

2. 准备工作

准备一：照护人员仪容仪表整洁、大方，修剪指甲。

准备二：关上门窗，避免空气对流。冬天调节浴室温度至24～26℃，防止老年人受凉。

准备三：准备毛巾、浴巾、洗发液、护发液、洗面奶、浴液（或浴皂）、润肤霜、干净衣裤、梳子、吹风机、淋浴椅等。

3. 步骤

第一步：向老年人讲清要做的事情，带好用物，协助老年人入浴室。

第二步：调节淋浴水温(40℃左右为宜)，先开冷水开关，后开热水开关。

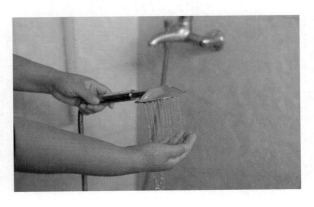

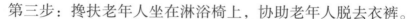

第三步：搀扶老年人坐在淋浴椅上，协助老年人脱去衣裤。

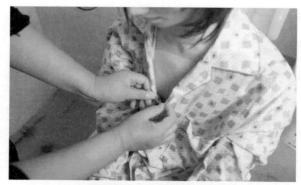

第四步：询问老年人水温是否合适，先协助老年人洗头，用洗面奶洗脸，再用清水洗净。

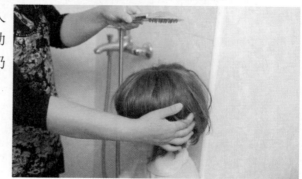

第五步：冲湿全身，用浴液（或浴皂）依次涂擦，顺序为：耳后→颈部→双上肢→胸部→腹部→背臀部→会阴部→双下肢→双足，然后用温水冲净。帮老年人洗完全身后，关沐浴开关。

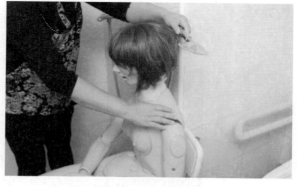

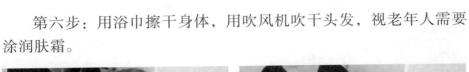

第六步：用浴巾擦干身体，用吹风机吹干头发，视老年人需要涂润肤霜。

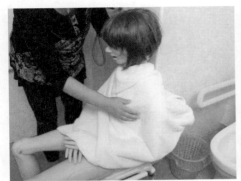
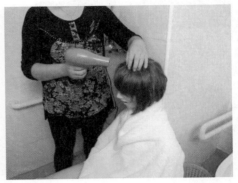

第七步：协助老年人穿好衣裤，送老年人回房休息，整理用物，清理地面。

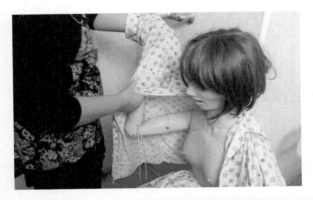

照护小贴士

1.老年人自行洗澡时不要反锁房门，可在门外悬挂标示牌；

2.浴室内要安装扶手，铺防滑垫；

3.冷热水龙头开关标志要明显；

4.老年人上肢功能尚好者，可自行擦洗前胸、腹部、会阴等部位，照护人员协助其洗头和擦洗后背、下肢等；

5.淋浴时间不宜过长，水温不宜过热或过冷，以免老年人因闷热发生头晕或因冷水刺激感冒甚至诱发心脑血管意外。

七、床上擦浴

1. 目的

为卧床老年人清洁皮肤，促进血液循环，提高舒适度，预防并发症，维护老年人自尊。

2. 准备工作

准备一：照护人员仪容仪表整洁、大方，修剪指甲。

准备二：关上门窗，避免空气对流。冬季调节室温至 24 ～ 26℃，防止老年人受凉。

准备三：准备水盆（3个）、热水、毛巾（3块，擦澡巾、清洁会阴毛巾、洗脚毛巾）、浴巾、洗面奶、洗浴液（或洗浴皂）、清洁衣裤、梳子、橡胶单、污水桶等。

3. 步骤

第一步：向老年人讲清要做的事情，协助如厕，用屏风或布帘遮挡老年人，协助老年人取平卧位，掀开盖被。

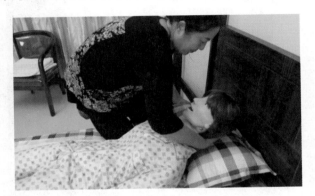

第二步：倒好热水，测试水温（40 ~ 45℃为宜），询问老年人水温是否合适。

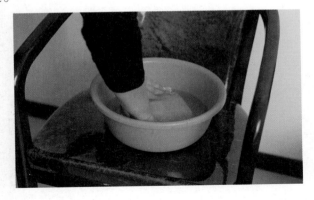

第三步：洗脸。浴巾铺于枕头上，按洗脸法清洁脸部、颈部。

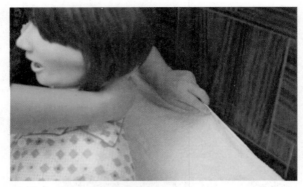

第四步：脱去老年人远侧衣袖。

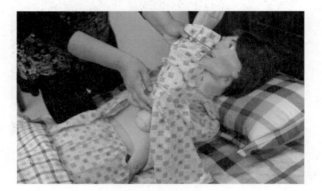

第五步：在老年人臂下铺浴巾。

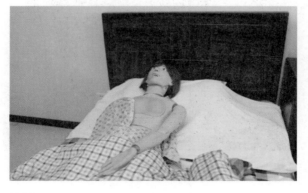

第六步：擦浴

　　（1）照护人员把小毛巾沾湿并包裹于手上，擦洗老年人肩、腋下、上臂、前臂，将老年人的手泡于脸盆热水中，洗净指间及指缝，再用臂下浴巾轻轻擦干。同法洗近侧上肢。

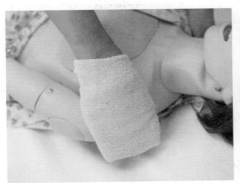
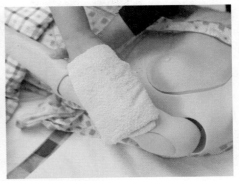

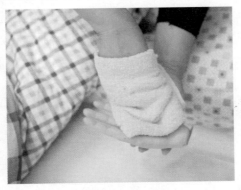

　　（2）擦洗胸腹部。棉被向下折叠，浴巾直接盖在老年人胸、腹部，一手略掀起浴巾，另一手裹擦洗毛巾，擦洗前胸、腹部，用浴巾擦干，盖上棉被。

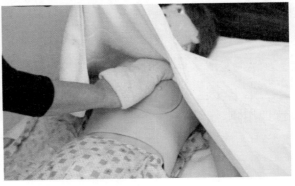

（3）擦洗背部。协助老年人取侧卧位，将背部棉被向下折，暴露老年人背、臀部，浴巾铺在背、臀下，由腰骶部螺旋形向上至肩部擦洗全背，再擦洗臀部，用浴巾擦干，更换清洁上衣。

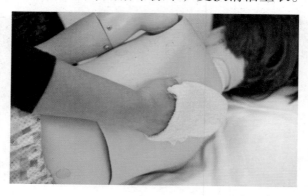

（4）擦洗下肢。脱下老年人裤子，棉被盖在近侧，远侧下肢屈膝，下铺浴巾，擦洗髋部、大腿、膝部、小腿，同法洗近侧下肢。

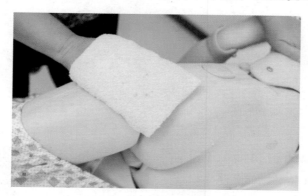

（5）按会阴清洁法清洁会阴，按洗脚法清洁足部。

第七步：换上清洁裤子，整理床位，安置老年人于舒适体位。整理用物。

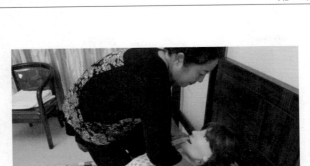

照护小贴士

　　1.擦洗过程中要注意观察老年人反应，如出现打寒战等情况应及时停止，并注意保暖；

　　2.视清洁度随时更换清水和调整水温，防止受凉；

　　3.洗脸、洗脚、洗会阴的毛巾、脸盆要分开使用；

　　4.注意保护老年人隐私，随时遮盖老年人身体暴露部位，不过多翻动老年人；

　　5.操作时遵从节力原则。

八、修剪指（趾）甲

1. 目的

为不能自理的老年人修剪指（趾）甲，保持清洁，避免损伤。

2. 准备工作

准备一：照护人员仪容仪表整洁、大方，洗净双手。

准备二：关上门窗，避免空气对流，防止老年人受凉。

准备三：准备指甲刀、指甲锉、毛巾、纸巾、脸盆、热水等。

3. 步骤

第一步：向老年人讲清要做的事情，语言表述自然、内容贴切。

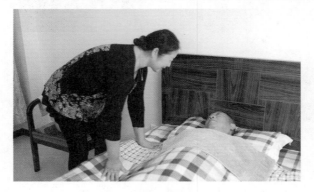

第二步：倒好热水，测试温度(40 ~ 45℃左右为宜)，询问老年人水温是否合适。

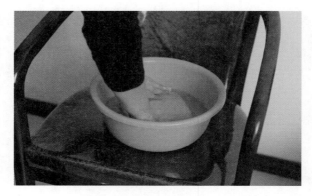

第三步：将老年人手和脚分别浸泡于热水中 5 ~ 10 分钟，然后用毛巾擦干。

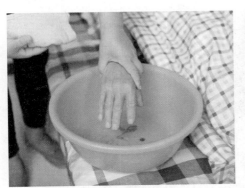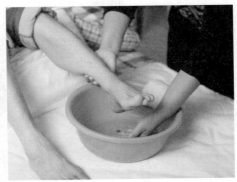

第四步：手下垫纸巾，逐一将指甲修剪成半弧形。

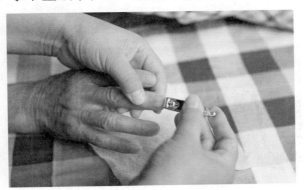

第五步：用指甲锉修整指甲。

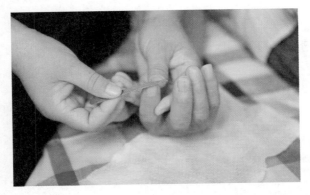

第六步：逐一修剪趾甲，趾甲修剪成平形，两侧略作修剪不留

锐角。

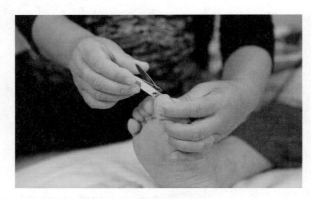

第七步：用指甲锉修平趾甲。

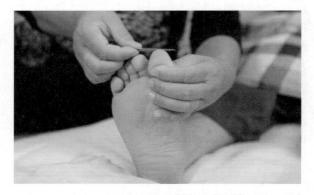

第八步：用纸巾包裹剪下的指（趾）甲碎屑并丢入废物桶内，安置老年人于舒适卧位，整理床位。

第九步：整理用物，消毒指甲刀、指甲锉（老年人自己专用的在清洁后要放回原处），洗手。

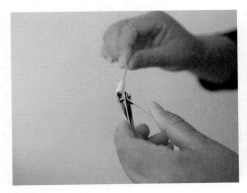 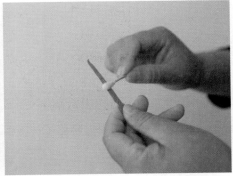

照护小贴士

1. 指（趾）甲要避免剪得过深，不要伤及皮肤；

2. 指甲剪成弧形，趾甲修平；

3. 指（趾）甲有真菌感染者，要用专用的指甲刀，与其他指（趾）甲分开修剪，用后消毒，剪后遵医嘱涂药；

4. 指甲刀用后要消毒，最好个人专用；

5. 剪前可先用热水浸泡，使指（趾）甲变软后便于修剪，也可于老年人沐浴后修剪。

第二节　室内卫生

一、目的

为不能自理的老年人做好室内卫生，维持居室清洁，提高舒适度。

二、准备工作

准备一：照护人员仪容仪表整洁、大方，必要时可戴口罩、戴手套。

准备二：准备拖把、抹布、水盆或水桶、清洁剂、扫帚、垃圾袋等，必要时准备吸尘器。

三、步骤

第一步：与老年人商量清洁内容和要求，建议老年人离房休息。

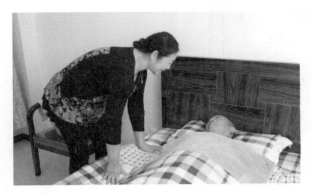

第二步：用半湿抹布清洁室内家具、床挡、门框、桌椅、非布类沙发等处，操作有序。

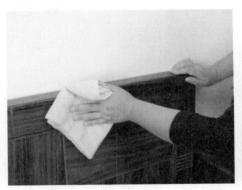
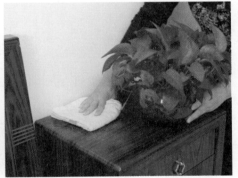
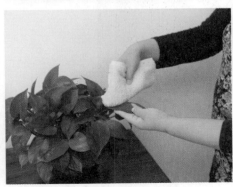
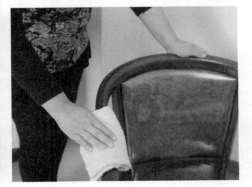

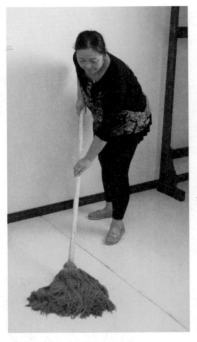

第三步：用半湿抹布清洁窗台，视需要擦拭玻璃，玻璃擦拭后用干抹布擦干水迹。用吸尘器清洁布类沙发、地毯，用扫帚扫净地面垃圾。

第四步：用湿拖把拖净地面，吸水性差的地板宜用干拖把擦干；使用清洁剂后要用清水擦净。

第五步：将室内物品归位，整理用物，开窗通风半小时。

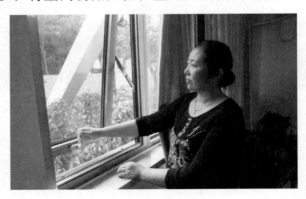

照护小贴士

1.按顺序清扫与擦拭：从里到外，从角、边到中间，由小处到大处，由床下、桌底到居室较大的地面，依顺序向门口清扫；

2.采用湿式清扫，不要拍打、抖动或用鸡毛掸等工具拂扫，以免引起尘土飞扬；避免在老年人用餐和治疗时进行室内清洁；

3.选用合适的清洁剂，木质家具不要用碱水擦拭，金属家具不接触酸碱等腐蚀性洗涤剂，藤、竹、柳家具忌用力拖拉，以免关节松散；

4.不随意搬动老年人室内物品，清洁后及时归位，不搬动大件物体，清洁地面时要及时用干拖把擦干；

5.门窗清洁以安全为前提，使用加柄工具，不爬高；

6.使用清洁剂时，可戴手套以保护皮肤。

第三节　厕所、浴室卫生

一、目的

清除厕所、浴室污垢，去除异味，保持清洁，提高舒适度。

二、准备工作

准备一：照护人员仪容仪表整洁、大方，必要时可戴口罩、手套。

准备二：准备干湿拖把（各1把）、干湿抹布（各1块）、水盆或水桶（1只）、清洁剂、洁厕灵、垃圾袋、厕所专用抹布和刷子等。

三、步骤

第一步：向老年人讲清要做的事情，询问是否需要如厕。

　　第二步：用抹布蘸少量清洁剂对墙面、镜子、扶手、洗手盆、台面、浴缸进行擦拭。去除水渍和污垢后，再用清水洗净。镜子清洁后用干抹布擦干水渍。

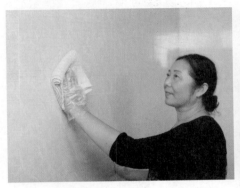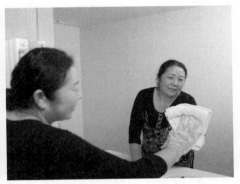

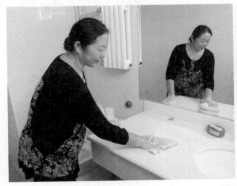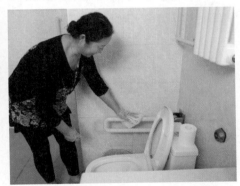

　　第三步：抽水马桶用专用抹布和刷子清洁，先用洁厕灵擦洗，后用清水洗净。

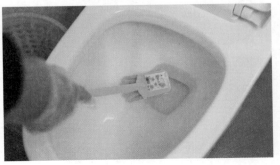

第四步：清理厕所垃圾，装入垃圾袋丢弃。

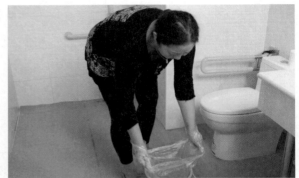

第五步：地面用拖把蘸清洁剂进行清洁，再用清水拖净，最后用干拖把拖干。

第六步：清洁后整理用物，通风半小时。

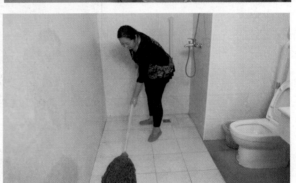

照护小贴士

1.清洁顺序应为从上到下，先清洁区后污染区；

2.先清洁马桶盖及外立面，抽水马桶内面用专用的刷子刷洗，清洁抽水马桶内面的刷子应放在固定的地方，防止接触其他物品，并定期消毒；

3.地面清洁后立即擦干，避免滑倒；

4.使用清洁剂擦洗时，宜戴手套以保护皮肤；

5.检查扶手是否松动，如有异常应及时维修固定。

第二章
保证休息很重要

第一节　床位整理

照护小课堂

——老年人居室卫生要求

1. 清扫整理室内卫生

清扫整理室内卫生时，应采用湿式清洁法。清扫地面时，扫帚应先蘸湿再进行清扫，避免扬起灰尘。擦拭家具物品时，抹布也应用清水浸湿，拧至半干状态再进行擦拭。墙壁灰尘不要用毛掸子清理，以免灰尘飞扬，可用潮湿毛巾包裹毛掸子，边轻轻蘸取灰尘边转动掸子。将拖把刷洗干净，挤压出多余水分，再进行地面擦拭。抹布、拖把均应洗净、悬挂晾干，保持清洁干燥状态备用。物品摆放位置要固定，方便老年人记忆和使用。老年人居室应每日清扫，每周进行一次大扫除。

2. 清扫整理床铺

老年人每日晨起、午睡后，照护人员都要清扫整理老年人的床铺。床铺表面要求做到平整、干燥、无渣屑。扫床时，扫床刷要套上刷套（刷套可浸泡过500毫克/升浓度的含氯消毒液，以挤不出水为宜）进行清扫。一床一套，不可混用。

对于卧床老年人，照护人员还应注意在三餐后、晚睡前都要进行床铺的清扫整理，避免食物的残渣掉落床上，造成老年人卧位不适以及引发压疮。

3. 经常通风，保持室内空气清新

老年人的居室应每日开窗，通风换气，减少异味，增加舒适感。春秋季节，每日晨起、午睡后进行通风，每次30分钟。冬季天气寒冷，可相对缩短换气时间，约10分钟即可。通风时，注意做好房间内老年人的保暖。卧床老年人在床上排便后，应及时通风换气。

一、铺床

1. 目的
保持房间整洁、美观。

2. 准备工作
准备一：照护人员仪容仪表整洁、大方，修剪指甲，洗净双手。

准备二：准备床褥、棉胎、枕芯、大单、被罩、枕套、枕巾等。

3. 步骤
第一步：移开床头柜。

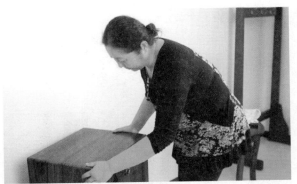

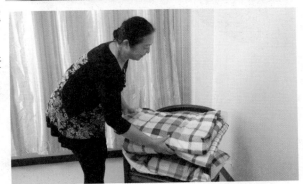

第二步：有序放置枕芯、枕套、棉胎、被套、大单于床旁椅子上，检查床铺有无破损，翻转床垫，铺床褥，上缘紧靠床头。

第三步：取出大单，在床上抖开，按序铺好。先铺一侧床头，再铺床尾，转对侧铺好床头、床尾，要求四角包紧、中线对齐、床面平整。

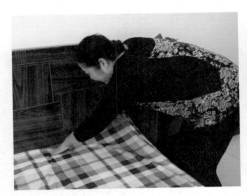

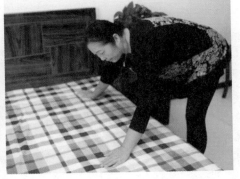

第四步：取出被罩，对齐床头和中线，尾部开口处分开，放入"S"形折叠的棉胎，在被套内展开棉胎，系好开口处系带，拉平。盖被对齐床头，两侧边缘内折平齐床沿，尾端内折平齐床尾。盖被平整无虚边。

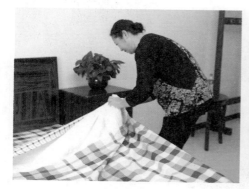

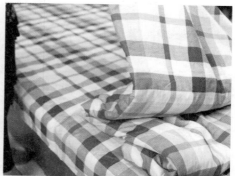

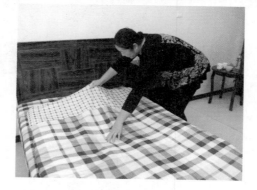

第五步：取枕芯、枕套，一手从枕套正面一端套入，捏住枕芯的一端，另一手将枕套往下拉，套住枕芯，四角充实，拍松枕头，开口向下放置。

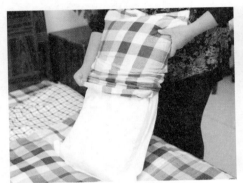
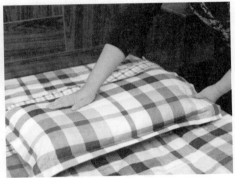

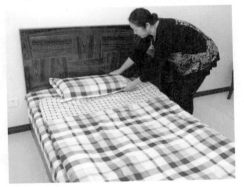

第六步：移回床头柜。

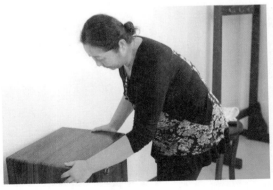

照护小贴士

1. 治疗、进食半小时前停止铺床活动；

2. 先铺床头，后铺床尾；

3. 遵从节力原则，动作熟练，没有过多小动作；

4. 铺床前检查床上各部件，如有损坏应先修理。

二、更换床单

1. 目的

为卧床老年人更换床单，保持床铺清洁、干燥，提高舒适度。

2. 准备工作

准备一：照护人员仪容仪表整洁、大方，修剪指甲，洗净双手。

准备二：准备大单、中单、枕套、床刷等，需要时备被罩及清洁衣裤。

准备三：将大单、中单、枕套正确折叠，依次放置。

3. 步骤

第一步：向老年人讲清要做的事情，关上门窗，调节室温。

第二步：移开床头柜，移床旁椅于床尾，放平床头、床尾支架。

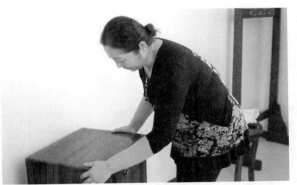

第三步：拉好对侧床挡，移枕于对侧，协助老年人向对侧翻身，观察背部皮肤。

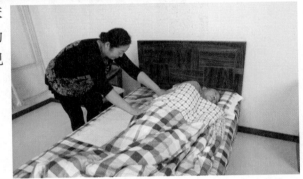

第四步：松开近侧床基，将脏中单向上卷起塞于老年人身下，橡胶单去尘后搭在盖被上，脏大单向上卷起塞于老年人身下，用床刷从床头至床尾扫净床垫。

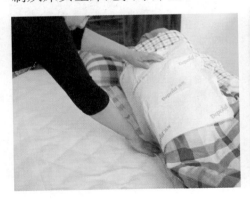

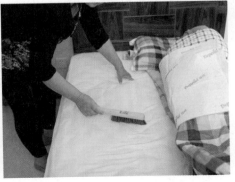

第五步：将大单中线与床中线对齐展开，对侧床单向下卷入老年人身下，铺好近侧大单。放下橡胶单，中单中线对齐，铺在橡胶单上，对侧向下卷入老年人身下，近侧中单连同橡胶单一齐塞入床垫下。

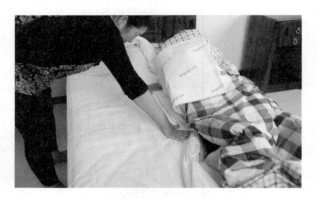

　　第六步：协助老年人取平卧位，移枕于近侧，向近侧翻身，拉好床挡。转至对侧，松床基，将脏中单向内卷起放入床尾污物架或污物袋内。橡胶单扫净后搭在盖被上，依法取下大单，从床头到床尾扫净床基。

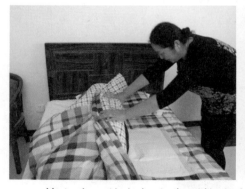
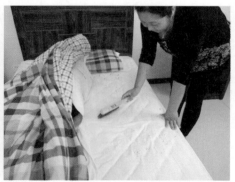

　　第七步：从老年人身下拉出大单并铺好，放下橡胶单，拉出中单，一并塞在床垫下。

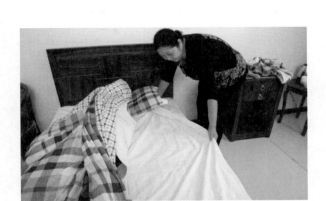

　　第八步：协助老年人取平卧位，更换枕套，整理被罩，安置于舒适卧位。移回床头柜、床旁椅，整理用物。

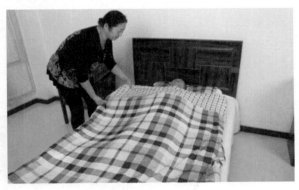

照护小贴士

　　1. 避免在老年人用餐和治疗时铺床，治疗、进食半小时前停止铺床；

　　2. 避免拖、拉、推等动作，注意拉好床挡，避免坠床；

　　3. 换下的床单不要扔在地上；

　　4. 注意保暖，观察老年人情况，保护老年人隐私。

三、整理床铺

1. 目的

为卧床老年人整理床铺，保持床位整洁、美观，提高舒适度，预防并发症。

2. 准备工作

准备一：照护人员仪容仪表整洁、大方，修剪指甲，洗净双手。

准备二：关上门窗，调节室温。

准备三：准备床刷、床刷套，必要时准备清洁的床单、衣裤。

3. 步骤

第一步：向老年人讲清要做的事情，语言表达自然，内容贴切。

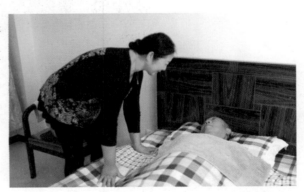

第二步：移开床头柜、椅子。

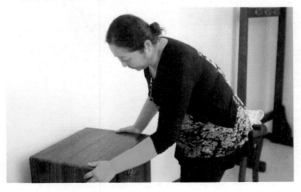

第三步：协助老年人向对侧侧卧，检查背部及尾骶部皮肤。

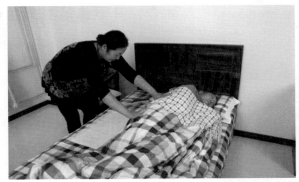

第四步：按从床头至床尾的顺序扫净床上渣屑，注意扫净枕下。拉平床单，包紧床角。协助老年人平卧，转至对侧，同法扫净和整理对侧床单。整理老年人衣裤，整理被罩，将枕头拍松放回原处。

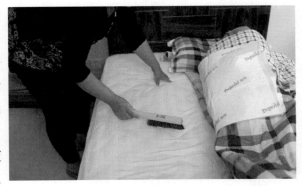

第五步：安置老年人于舒适体位。移回床头柜、椅子。整理用物，取下床刷套，清洗消毒，晾干备用。

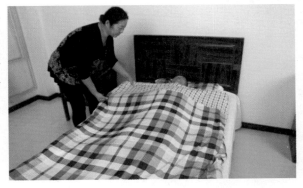

照护小贴士

1. 能起床的老年人，协助其离床后，最好暂时离开房间，在确保安全的前提下，鼓励老年人自行整理床位，保持整洁；

2. 避免在老年人用餐和治疗时进行整理，治疗、进食半小时前停止整理床铺；

3. 遵从节力原则，避免拖、拉、推等动作，注意拉好床挡，避免老年人坠床；

4. 注意保暖，不要多暴露老年人身体，防止受凉。

第二节　睡眠照料

一、目的

协助不能完全自理的老年人做好睡前卫生，促进睡眠，提高舒适度。

照护小课堂

——老年人的生理睡眠特点

随着年龄的增长，老年人的肌体结构和功能会发生退化，睡眠功能也会随之退化。老年人睡眠时间长短因人而异，觉醒后感觉精力充沛、情绪愉快即可，不必强求。但是由于老年人体力减弱，很容易感觉疲劳，因此合理和科学的睡眠对于老年人来说仍然十分重要。

1.睡眠时间缩短。60 ～ 80 岁的健康老年人，就寝时间平均为 7 ~ 8 小时，但睡眠时间平均为 6 ~ 7 小时。

2.老年人夜间容易觉醒，并且非常容易受到声、光、温度等外界因素以及自身老年病产生的症状的干扰，使夜间睡眠质量下降，变得断断续续。

3.老年人浅睡眠期增多，而深睡眠期减少，年龄越大，睡眠越浅，而浅睡眠时大脑难以得到充分休息。

4.老年人容易早醒，生活规律趋向早睡早起。

二、准备工作

准备一：照护人员仪容仪表整洁、大方，修剪指甲。

准备二：调节室温。

准备三：准备水盆、热水、毛巾、牙膏、牙刷、呼叫器、便器等。

三、步骤

第一步：向老年人讲清要做的事情，征询老年人意见，协助老年人如厕。

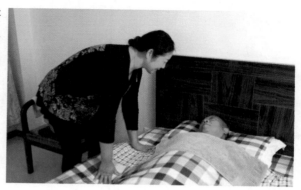

第二步：协助老年人铺好被窝，拍松枕头，冬天可先用热水袋热被窝，待老年人入睡时取出。

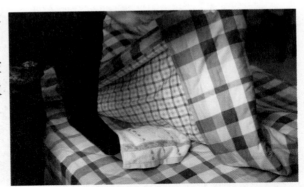

第三步：协助老年人做好睡前卫生，刷牙、洗脸、洗会阴、洗脚。睡前可用热水泡脚，有利于促进睡眠。

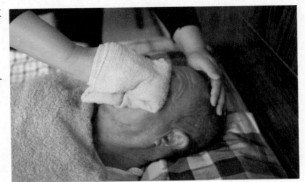

第四步：扶老年人上床，安置于舒适卧位，将呼叫器放在枕边，便器放于床边，方便老年人取用。

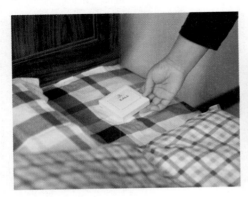
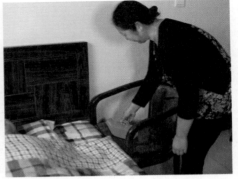

第五步：依老年人习惯，拉上窗帘，根据气候调节室温或增减盖被。

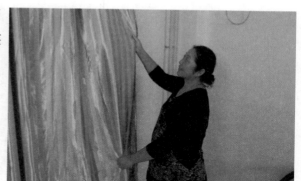

第六步：关灯，关电视机等电器，可根据老年人习惯决定是否开地灯。

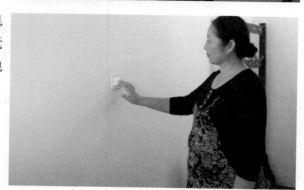

第七步：保持周围环境安静。

照护小贴士

1. 了解老年人的作息习惯，按时休息，养成良好的睡眠习惯；

2. 对于晚间失眠的老年人，白天可适当安排活动，减少午睡时间；

3. 保持情绪平和，睡前适当活动，但避免过于疲劳；

4.避免睡前饮用咖啡、浓茶等刺激性饮料;

5.备好晚间需要的物品如呼叫器、尿壶等,并放在便于老年人取用的位置。

相关链接

关注老年人的睡眠呼吸暂停

睡眠呼吸暂停全称为睡眠呼吸暂停综合征,又称睡眠呼吸暂停低通气综合征,俗称为"鼾症",指每晚7小时睡眠过程中呼吸暂停反复发作30次以上或者睡眠呼吸暂停低通气指数(AHI)≥5次／小时并伴有嗜睡等临床症状。其中,呼吸暂停指睡眠过程中口鼻呼吸气流完全停止10秒以上;低通气指睡眠过程中呼吸气流强度(幅度)较基础水平降低50％以上,并伴有血氧饱和度较基础水平下降≥4％;睡眠呼吸暂停低通气指数指每小时睡眠时间内呼吸暂停加低通气的次数。睡眠呼吸暂停可直接导致人体缺氧,并因此造成神经、循环、内分泌等多个系统的功能损害,是并发高血压、糖尿病、脑血管意外及心肌梗死等疾病的高危因素。

老年人易出现睡眠呼吸暂停主要有以下原因:

1.老年人随着年龄的增加,上气道塌陷,肌肉张力和耐力减少,睡眠期间咽喉部软组织塌陷。

2.肥胖。老年人体重超过标准体重的20％或以上者易患鼾症。

3. 长期大量饮酒或服用镇静催眠药物，或者长期大量吸烟易出现睡眠呼吸暂停的情况。

4. 其他相关疾病的影响。如患有甲状腺功能低下、肢端肥大症、垂体功能减退、其他神经肌肉疾患（如帕金森等）、长期胃食管反流等疾病的老年人易出现睡眠呼吸暂停的情况。

第三节 床上翻身及坐起

一、翻身的照护方法

日常生活中，为了能让照护人员与老年人双方都感觉轻松，应该尽可能让老年人学会如何主动翻身。以下动作是在床上翻身的基本方法。

第一步：让老年人将两个膝盖立起来，脚后跟尽量靠近臀部；让老年人两手手指交叉，手臂用力向上伸。

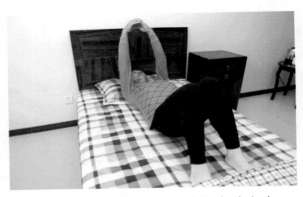

第二步：让老年人头部用力伸向肩膀方向。

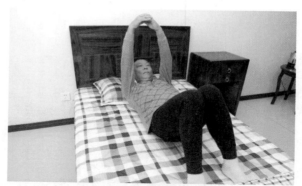

第三步：让老年人倒向自己准备翻的方向

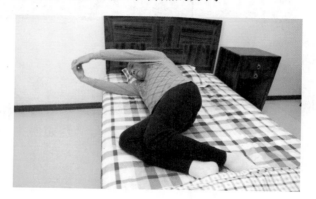

照护小贴士

　　1.老年人掌握翻身的主动动作对减缓老年人自理能力的衰退速度有很大帮助。

　　2.老年人需要帮助时，照护人员也可用手轻轻拉一下老年人的膝盖和上举的双手。

二、单侧肢体瘫痪的翻身法

1. 自主翻身

第一步：让老年人将健侧膝立起来。

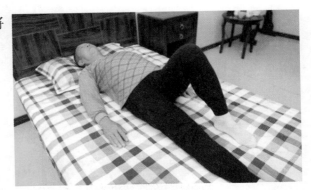

第二步：可让老年人用健侧手抓住患侧手使双臂抬起。

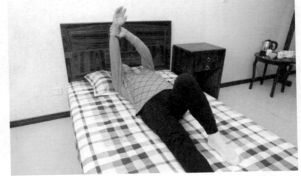

第三步：让老年人将头和肩部抬起。

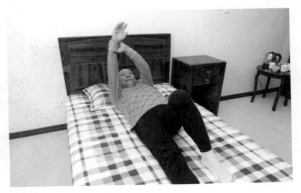

第四步：让老年人将身体倒向准备翻的方向。

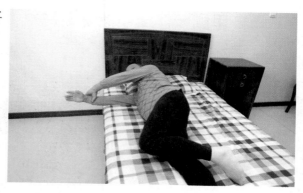

2. 辅助翻身

以下方法以右侧瘫痪为例。

第一步：让老年人尽量将左膝立起来。

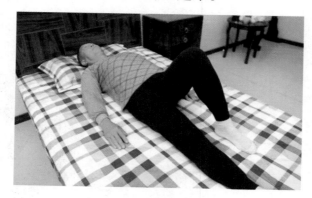

第二步：让老年人用左手握住右手上举，使其头部稍稍抬起。

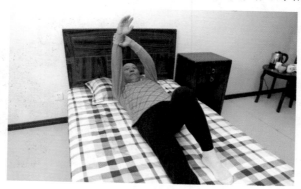

第三步：如有需要，照护人员可轻推老年人的臀部和膝部。

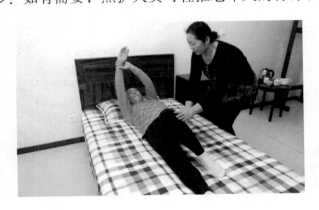

三、下半身瘫痪的翻身法

1. 自主翻身

第一步：让老年人将双手手指交叉并上举。

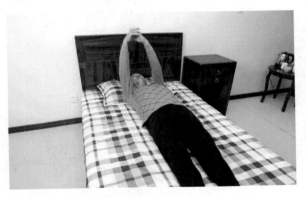

第二步：让老年人抬起头和肩膀。

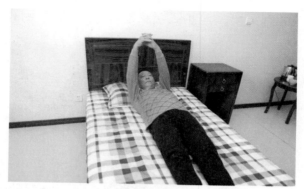

第三步：让老年人左右摆动胳膊，倒向自己想要翻身的方向。

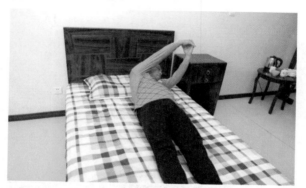

第四步：臀部和下肢同时也会随着胳膊的左右摆动翻过来。

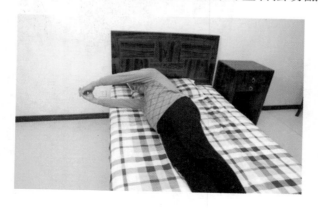

2. 辅助翻身

第一步：让老年人双脚交叉，要注意的是与翻身方向相反侧的脚在上。

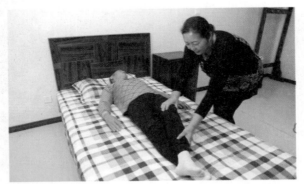

第二步：让老年人双手尽量向上伸，抬起头部和肩部，然后左右摆动身体。

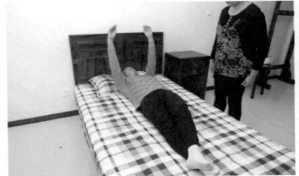

第三步：照护人员轻推老年人腰部，帮助其翻身。

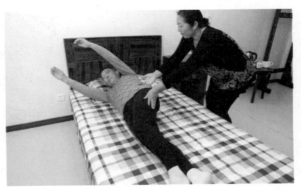

四、四肢瘫痪的翻身法

第一步：将老年人翻身方向对侧的脚放在同侧脚的上面，使双脚交叉。

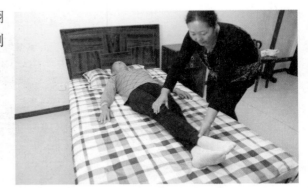

第二步：将老年人同侧的手放在胸前。

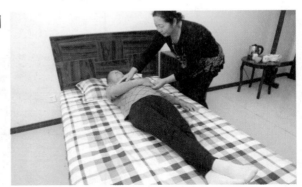

第三步：照护人员单膝跪在床上，让老年人尽量将头部和肩部抬起。

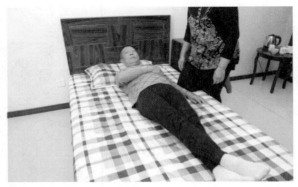

第四步：照护人员轻搬老年人的肩膀和臀部。

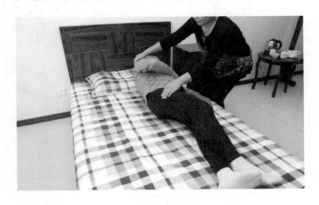

五、从床上坐起

1.自主从床上坐起

第一步：让老年人仰卧于床上。

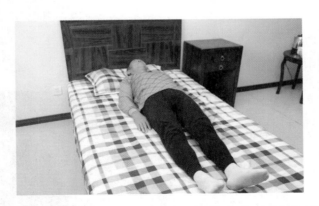

第二步：让老年人按照前述方法从仰卧位完全转成侧卧位。

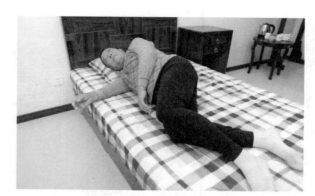

第三步：让老年人将头向前伸，然后依靠手臂支撑使上半身起来。

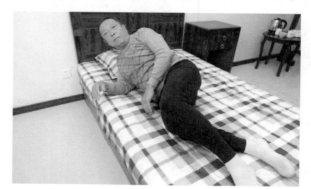

第四步：从床上坐起。

2. 使用辅助工具起床

第一步：用手从下面抓住椅子扶手，让老年人从仰卧位完全转向侧卧位。

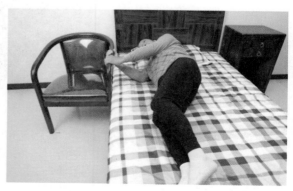

第二步：将肘部伸直，腋下要留有60°到90°的空间。

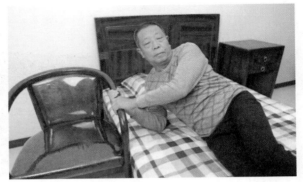

第三步：让老年人将胳膊肘立起，尝试起身。

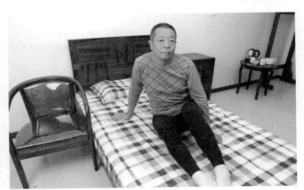

3. 照护人员协助从床上坐起

如果使用辅助工具也不能帮助老年人从床上坐起，这时就需要照护人员的协助。

（1）基本方法

第一步：照护人员拉住老年人离自己较远一侧的手。

第二步：照护人员向自己的方向拉老年人，直到其完全转向侧面。

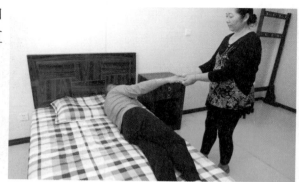

第三步：当老年人转向侧卧位后，保持和下面的胳膊同角度拉上面的手，这样单侧肘部就可以自然支撑了。

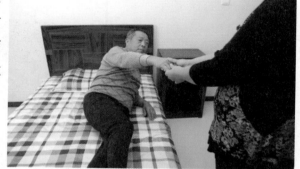

第四步：照护人员拉着老年人的手使其肘部伸直，同时慢慢转向脚的方向。

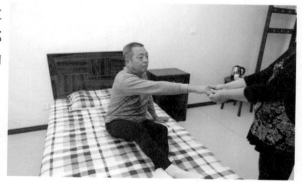

第五步：让老年人从床上坐起。

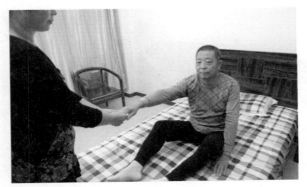

（2）协助单侧瘫痪老年人从床上坐起

对于一侧肢体无法活动的老年人，不能硬拉，需要用其他的方法进行照护。

第一步：将患侧手腕放在腹部，确定健侧腋下的角度。

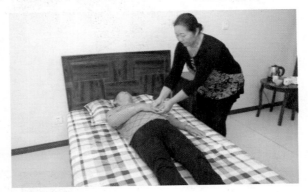

第二步：用前述方法协助老年人转成侧卧位后，照护人员用手从后面托住老年人的头部，使老年人形成肘部容易支撑的姿势。

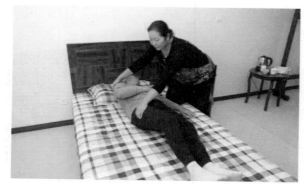

第三步：帮助老年人从床上坐起。

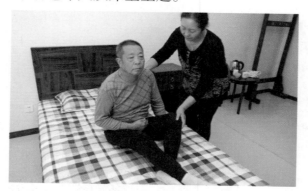

4. 从狭窄的床上起身

第一步：选择有靠背且稳固的椅子放在床边，椅座的高度和床的高度基本保持一致。

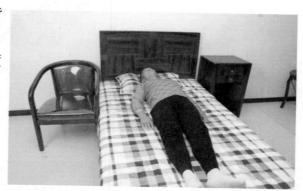

第二步：让老年人将一侧胳膊搭在椅子上，用另一侧手抓住椅背。

第三步：让老年人用手肘支撑身体，以腰为中心旋转，翻身坐起。

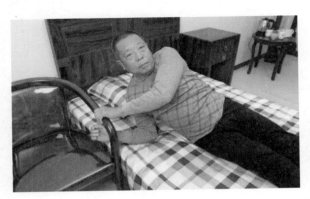

第四节　穿脱衣裤

一、目的

为失能老年人穿脱衣裤，协助其进行仪容整理，提高老年人舒适度。

——老年人服装特点

老年人穿着合适的服装，不仅会感觉舒适，而且会对健康大有益处。老年人服装应具有实用、舒适、整洁、美观四个特点。

1. 实用

服装有保暖防寒的作用。老年人对外界环境的适应能力较差，许多老年人与一般人相比，更显出冬季畏寒、夏季畏热的特点。因此，老年人在穿着上首先要考虑冬装求保暖、夏装能消暑。

2. 舒适

老年人穿着应力求宽松舒适，柔软轻便，利于活动。在面料选择上，纯棉制品四季适宜。在夏季，真丝、棉麻服装凉爽透气，也是不错的选择。

3. 整洁

衣着整洁不仅使老年人显得神采奕奕，也有利于身体健康。内衣及夏季衣服更应常洗常换。

4. 美观

老年人应根据自身文化素养、品味选择适宜的、素雅的、沉稳的服装，款式上应简洁明快，方便穿着。

二、准备工作

准备一：仪容仪表整洁、大方，修剪指甲，洗手。

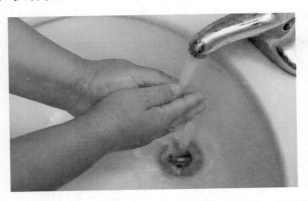

准备二：关门窗，避免对流，冬季室温以 24 ～ 26℃ 为宜。

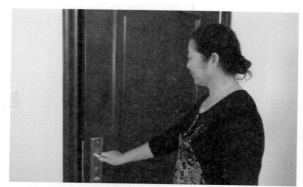

准备三：准备清洁、舒适的老年人衣裤。

三、步骤

第一步：向老年人解释，语言表述自然、内容贴切。

第二步：脱衣

（1）脱开襟上衣。解开纽扣，协助老年人脱去一侧衣袖，将一侧衣袖平整掖于老年人身下，从另一则拉出，脱下另一侧衣袖，整理衣服。

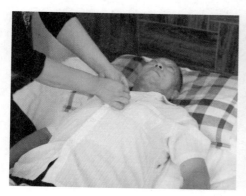
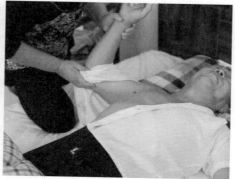

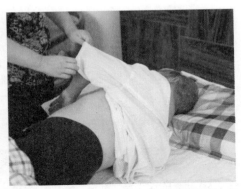

（2）脱套头衫。将上衣拉至胸部，协助老年人一侧手臂上举，顺势脱出一侧袖子，同法脱另一侧；再一手托起老年人头颈部，另一手将衣服从头上脱去。

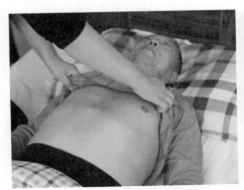 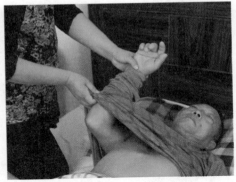

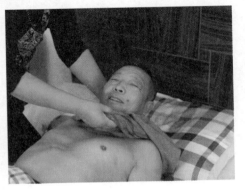

第三步：穿衣

（1）穿开襟上衣

方法一：协助老年人穿好一侧衣袖，翻身取侧卧位。将另一侧衣服平整披于老年人身下，协助老年人取平卧位，从另一侧身下拉出衣服，穿好另一侧，扣好纽扣，整理衣服。

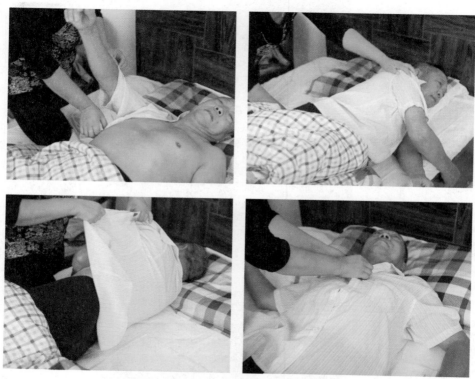

方法二：将衣服与衣袖展开，横放成"一"字形，一手托老年人腰部，另一手将衣服横穿过老年人腰下，展开衣服，穿好两侧衣袖；再一手托老年人肩颈部，另一手将衣领轻轻向上提拉至颈部，扣好纽扣，整理衣服。

（2）穿套头衫

认清衣服前后面，一手从衣服袖口处穿入到衣服的下摆，手握老年人手腕，将衣袖轻轻向老年人手臂套入。同法穿好另一侧，再将衣领口从老年人头部套入，整理衣服。

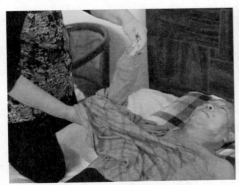
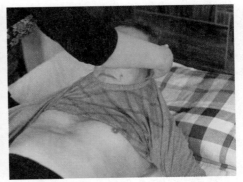

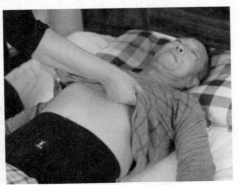

第四步：脱裤子。协助松开裤带、裤口，一手托腰骶部，另一手将裤腰向下褪至臀部以下，再协助褪至膝部，然后一手托膝部，另一手拉出裤管。同法脱出另一侧。

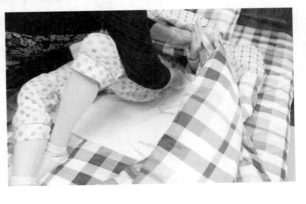

第五步：穿裤子。照护人员一手从裤管口伸入到裤腰口，轻握老年人脚踝，另一手将裤管向老年人大腿方向提拉。同法穿好另一侧，向上提拉至臀部，再协助老年人取侧卧位，提拉裤腰到腰部，让老年人取平卧位，系好裤带，整理裤子。

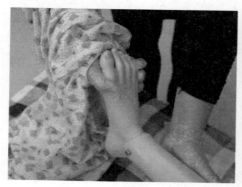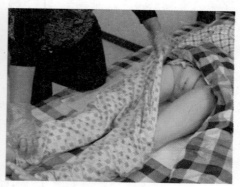

第六步：安置老年人于舒适卧位，整理床铺。

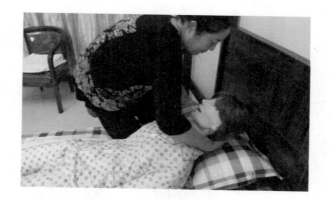

照护小贴士

1.先脱健侧，后脱患侧。脱套头衫时，若老年人一侧上肢活动不便，则先脱健侧，再脱头部，后脱患侧；

2.先穿患侧，后穿健侧；

3.操作前向老年人解释，消除老年人紧张心理，使老年人配合；

4.休息时先脱裤子后脱上衣，起床时先穿上衣后穿裤子。

照护小课堂

——老年人适宜穿着的鞋袜

1.适宜老年人穿着的袜子

老年人应选择袜口不过紧的棉质袜子。袜口过紧会导致血液回流不好，出现肿胀不适。

2.适宜老年人穿着的鞋

老年人应选择具有排汗、减震、安全、柔软、轻巧、舒适等特点的鞋，并且大小要合适。

（1）日常行走可选择有适当垫高后跟的布底鞋。

（2）运动时最好选择鞋底硬度适中、有点后跟、前部翘一点的运动鞋，少穿拖鞋。

（3）居室内穿着的拖鞋，应选择长度和高度刚刚能将足部塞满且为整块鞋面的，后跟高度在 2 ～ 3 厘米为宜。

第三章
每天必做的事情

第一节　测量体温

一、人体的正常体温

人体的正常体温根据测量方法的不同而有所不同，口测法为 36.2 ~ 37.2℃，腋测法为 36 ~ 37℃，肛测法为 36.5 ~ 37.5℃。对于人体的体温，37.5 ~ 38℃为低度发热，38.1 ~ 39℃为中度发热，39.1℃以上为高度发热。

人的体温虽然比较恒定，但人类个体之间的体温也有一定的差异，少数人的标准体温可低于 36.2℃，也可高于 37.3℃。即使同一人体温在一日内也不是完全一样的，昼夜间体温的波动可达 1℃左右。

在正常情况下，人的体温在清晨 2：00—6：00 时最低，下午 16：00—20：00 时最高，但变动范围应在 0.5 ~ 1℃。进食后、运动或劳动时、情绪波动时体温会上升，睡眠、饥饿、禁食、卧床休息时体温会下降。老年人因活动量少，机体代谢率低，体温一般比正常成年人略低。

二、体温计

　　体温计一般包括水银体温计和电子体温计。水银体温计由玻璃制成，里边装有水银柱，水银遇热上升的刻度就是体温度数。以下主要以水银体温计为例。

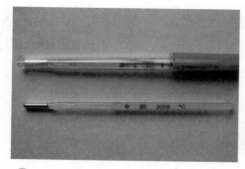
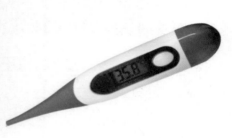

◉ 水银体温计和电子体温计

三、测量体温的准备

　　1.测量体温30分钟前应充分休息，避免喝水、进食、洗澡、擦浴、热敷、体力活动、情绪激动等。

　　2.测量体温前，应用拇指和食指握紧体温计上端，手腕急速向下

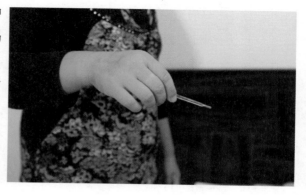

向外甩动，将水银柱甩到 35℃ 以下。甩时要注意四周，避免将体温计碰破。

四、测量体温

1. 腋下测温

腋下测温时，对出汗多的老年人要先擦去腋窝部的汗水，再把体温计的水银端放入腋窝深处。水银端不能伸出腋窝外，让老年人屈臂夹紧体温计，10 分钟后取出，读数。

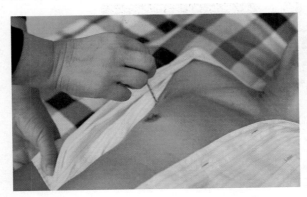

2. 肛门测温

第一步：在体温计的水银端涂少量油类润滑。

第二步：老年人侧卧，或平卧屈膝，将体温表的水银端慢慢以旋转方式插入肛门 3 ~ 5 厘米处。

第三步：用手握住体温计的上端，以防脱落折断，3 分钟后取出，用软手纸将体温计擦净，再用酒精棉球擦净消毒。

第四步：读数。

照护小贴士

腹泻、患直肠疾病、直肠手术后、肛门闭锁及患有心脏病等情况下不能测量肛温。

3. 口腔测温

第一步：将体温计的水银端放在老年人舌下，嘱咐老年人闭紧口唇，但牙齿不要咬合。如果老年人口唇闭合不紧，可轻柔地帮助其闭紧。

第二步：3分钟后取出，读数。

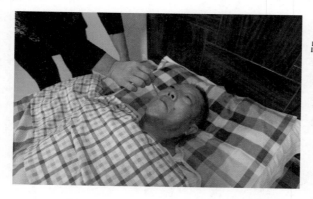

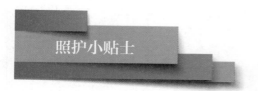
照护小贴士

不能进行口腔测温的情况：

1. 意识不清或躁动；

2. 使用氧气面罩；

3.脸、颈、口鼻受伤或手术;

4.插鼻胃管的老年人;

5.呼吸困难、张口呼吸或感冒鼻塞;

6.精神病患者;

7.口腔疼痛者。

五、测量体温后的体温计清洁

测完体温,用冷水及肥皂清洁体温计,切忌用热水冲洗,以免损坏,擦干后插入表套中存放。传染病人的体温计要专用,用后浸泡在70%浓度的酒精或60°白酒中消毒30分钟。

六、怎样读体温计

1.读取水银体温计的读数

背光站立,用拇指和食指拿好体温计,左右转动,直到看清水银柱为止。从侧面看可以看到一条细线,如果从正面看可以看到一条粗线,粗线顶端所指的刻度即表示体温,旁边的数字即为读数。

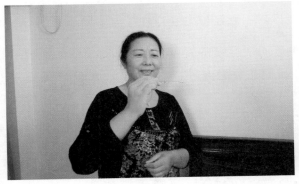

2. 读取数字体温计的读数

从显示数字中直接读取，有的数字体温计还有记忆功能。

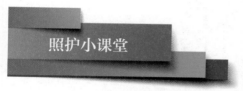

照护小课堂

——怎样处理破碎的体温计

1.水银是常温下唯一呈液态的金属，含有它的用品一旦被打碎，水银很快就会蒸发，形成球体滚落，这时要马上关掉室内所有的加热装置，打开窗户通风。

2.戴上手套，尽快把水银收集起来。收集的方法是：用湿润的小棉棒或胶带纸将洒落在地面上的水银收集起来，放进可以封口的小瓶中，并在瓶中加入少量水，交给环保部门专门处理。千万不要把收集起来的水银倒入下水道。

3.对掉在地上不能完全收集起来的水银，可用硫黄粉末撒在水银洒落的地方。水银遇到硫黄后，会生成难以挥发的硫化汞化合物，能防止水银挥发到空气中，这样水银的污染也就不存在了。

4.水银在常温下即可蒸发成气态，很容易被吸入呼吸道而引起中毒。因此，在处理散落在地的水银时最好戴上口罩。

5.如果伤口碰到水银，应到医院进行检查，防止出现中毒现象。

6.打破水银体温计后若处理得比较及时、干净，且通风条件也比较好，一般不会引起水银中毒。

7. 咬断体温计后，水银被老年人吞到肚子里并不会引起汞中毒。因为体温计内的水银是金属汞，而不是离子汞。可以给老年人吃一些富含纤维的食物如韭菜等，以促进水银的排泄。

8. 吞入水银后喝鲜牛奶起不到任何作用，因为牛奶中的蛋白质并不能与水银相结合。体温计中的水银进入肚子里后一般一两天便能随大便排出体外。

9. 老年人吞入水银后的一两天内，一定要处理好其大便，两天内要将大便排入便盆中，然后再按照上面所说的水银掉在地上的方法进行处理。

第二节　测量脉搏

一、正常脉搏

脉搏指人类左心室收缩后血液经动脉系统流动时所产生的波动感觉。人类各个年龄段脉搏的标准是不同的。1岁，每分钟为120 ~ 140次：2 ~ 4岁，每分钟为100 ~ 120次；5 ~ 10岁，每分钟为90 ~ 100次；11 ~ 14岁，每分钟为80 ~ 90次；成年人每分钟为70 ~ 80次。老年人的脉搏一般稍慢。

体力活动或情绪激动时，脉搏可暂时加快。发烧时脉搏也会加快，一般情况下体温每增高1℃，脉搏增加10 ~ 20次。但伤寒病人例外，虽然发热体温很高，但脉搏并不加快，称为相对缓脉。贫血、剧痛、甲亢的病人在不发烧时，脉搏一般也会很快。

正常人的脉搏有力而富有弹性，很容易在手腕掌面外侧跳动的桡动脉上摸到。如果病人有大出血或病情严重时，脉搏就会很微弱，甚至摸不到。有些患高血压、动脉硬化等疾病的病人，脉搏强而硬，而且没有弹性。

正常人脉搏快慢节奏是有规律的，如果忽快忽慢或时有时无，则叫作心律失常。如果经常出现这种现象，应该去医院检查诊治。

二、测脉搏的准备工作

1.测脉搏以前，如果老年人进食、运动、劳动或过度兴奋，应让其休息10～20分钟。

2.让老年人平卧或坐着，手臂放松，放在适当位置。

三、测脉搏的方法

1.测脉搏的部位

测脉搏常选用较表浅的动脉，靠拇指一方的桡动脉是最方便和最常采用的部位，其他如颈动脉（在颈侧面）、颞浅动脉（靠近外耳道与耳轮处）或足背动脉也可采用。

2.测脉搏所用物品

手表或秒表、笔和记录本。

3.测脉搏

测脉搏时将食指、中指、无名指（即第2、第3、第4指）指端并排放在动脉上，压力大小以能摸清楚动脉搏动为限。一般情况下，计数半分钟，将所测得数值乘以2即为每分钟的脉搏数。

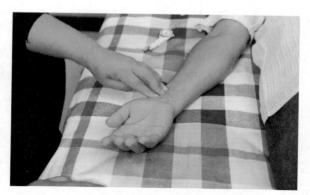

不能用拇指数脉，因拇指本身的动脉较表浅，易与他人的脉搏混淆。把脉时手指要轻柔，不可太用力下压。不要在患肢上测量脉搏。

每次测量后要记录。

四、测脉搏的内容

1. 速率

速率就是脉搏的快慢。要一边把脉，一边看表，一边数脉搏，一般要数一分钟。成年人心跳在每分钟 60 次以下，称为心动过缓；成年人心跳每分钟超过 100 次，称为心动过速。

2. 节律

正常人心跳应该是整齐的、有规律的，即每跳之间的间隔时间一致；如果心跳不规则，有的提早跳动，有的又间隔时间过长才跳，有的突然漏掉一跳，有的很不均匀地乱跳，而且每次脉搏强弱也不一样，这种现象称为心律失常。

3. 强弱

脉搏的强弱在一定程度上反映了心脏搏动的强弱和血管的弹性，如休克病人脉搏细弱而快，高血压病人脉搏有力，心血管病人的脉搏常有强弱交替（称交替脉），心房颤动病人的脉搏强弱很不一致，几乎每跳都有点不同，且节律很乱。

第三节　观察呼吸

一、正常呼吸

呼吸是人体内外环境之间进行气体交换的必需过程，人体通过呼吸而吸进氧气、呼出二氧化碳，从而维持正常的生理功能。一呼一吸计算为一次呼吸。

正常成年人每分钟呼吸 16 ~ 20 次，呼吸与脉搏的比是 1：4，即每呼吸 1 次则脉搏搏动 4 次。小孩呼吸比成年人快，每分钟可达 20 ~ 30 次；新生儿的呼吸频率可达每分钟 44 次；老年人稍慢。

运动、紧张、激动、疼痛、发热等均可使呼吸加快，休息、睡眠时呼吸则稍慢。

二、测呼吸的方法

第一步：测呼吸时，要让老年人先安静下来。

第二步：将手放在老年人的诊脉部位。

第三步：观察老年人的胸、腹部起伏状况，一起一伏为1次呼吸，数30秒，将其结果乘以2即得每分钟呼吸频率。也可以在测量脉搏的同时，将另一只手自然地放在老年人的腹部，脉搏测好后，紧接着测呼吸。

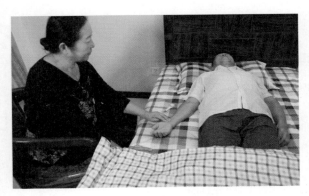

第四节　测量血压

血压指血液在血管内流动时对血管壁所产生的压力。

一、正常血压的范围

正常成年人的血压，收缩压为 90 ~ 140 mmHg，舒张压为 60 ~ 90 mmHg，脉压为 30 ~ 40 mmHg。成年男性的血压比女性约高 5 mmHg，女性绝经后与男性相差不多。

运动、情绪紧张、激动、寒冷等均可暂时使血压增高，正常人的血压随年龄增长而有变化。

血压常在清晨最低，午后或黄昏最高。

二、测量血压的方法

测量血压的方法主要有使用水银柱血压计测量和使

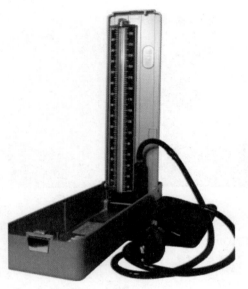
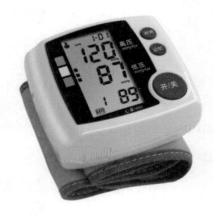

◉ 水银柱血压计和电子血压计

用电子血压计测量两种。

1. 使用水银柱血压计测量血压

（1）准备工作

测量前让老年人安静休息 15 分钟以上，保证其情绪稳定。检查血压计有没有破损，水银柱平面应在"0"位。

（2）测量步骤

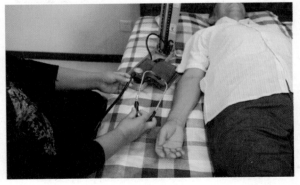

第一步：让老年人坐或卧，露出一侧上臂，衣袖太紧的应脱下，伸直肘部，掌心向上平放。

第二步：放平血压计，使水银柱"0"位与肱动脉、心脏处于同一水平。

第三步：排尽血压计袖带内的气体，平整且松紧适宜地在肘窝上3厘米处缠绕于上臂，塞好袖带端。

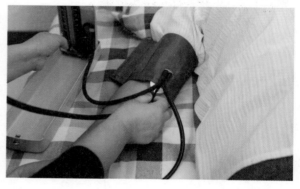

第四步：戴上听诊器，在肘窝内摸到肱动脉搏动后，将听诊器放在搏动处，一手稍加固定，关紧气门，捏皮球打气，见水银柱顶端上升到180 mmHg左右（若是高血压病病人可上升到200 mmHg左右），轻轻打开气门，使水银柱缓慢下降，当听到第一声搏动，水银柱顶端指的刻度即为收缩压。

第五步：继续开放气门，搏动声音突然变弱或消失时，水银柱顶端所指的刻度为舒张压。没有听清楚时，可将水银柱降至"0"位，重新测量。

第六步：测量后排尽袖带空气，折叠好放入血压计盒内，血压计右倾45℃左右，使水银全部回流到水银槽内，关闭水银槽开关以防水银外溢，并将气球与袖带按位置放好，以免损坏水银柱管。

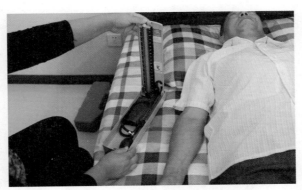

若所测得血压值很高，又是初次测量，建议休息一小时后再测量。

2. 使用电子血压计测量血压

现在许多家庭都购买了电子血压计给老年人随时测量血压用，所以照护人员对电子血压计的知识也应该有所了解。

电子血压计在测量方式上有臂式和腕式两种，这两种电子血压计对健康人来讲都适用。但要特别说明一点，腕式的电子血压计不适用于患有血液循环障碍的病人。糖尿病、高血脂、高血压等疾病会加速动脉硬化，从而引起患者末梢循环障碍，这些患者的手腕血压与上臂的血压测量值相差很大。建议患有这些疾病的老年人选择臂式电子血压计。

（1）臂式电子血压计的使用方法

第一步：在使用前根据血压计的型号、功能不同，仔细阅读说明书并进行调整。

第二步：将电子血压计的臂带打开，避免臂带从金属环中滑出。

第三步：测量时裸露手臂，如果穿有较厚的上衣，测量时不要卷长袖，应将上衣脱去。测量时应在温度适宜的房间进行。

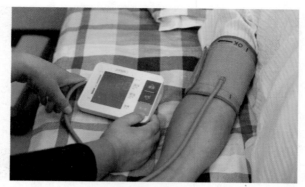

第四步：将血压计的臂带套在右臂上，臂带的底部应高于肘部1～2厘米，绿色的标记应位于手臂内侧的动脉上，空气管应在中指（手掌方向）的延长线上。

第五步：将臂带端部拿住，边拉边将臂带紧紧缠在手臂上，按下测量开关，开始测量。绑袖带时太紧或太松都会影响所测的数值，一般绑好袖带充气后，以能容纳一个手指的间隙为好。

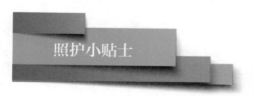

照护小贴士

测量血压一般选择右上臂，偏瘫老年人选择健侧肢体。测得异常血压时，要及时与医护人员联系。

（2）腕式电子血压计的使用方法

第一步：正确地卷绕腕带。

第二步：将腕带戴在手腕上，戴的时候手的拇指侧朝上，显示屏朝上，腕带的端部距离手腕与手掌的边界要保持10～15毫米（一食指宽左右），避免顶在尺骨上。

第三步：手握腕带的端部，一边拉紧，另一边牢固地卷在手腕上。测量时，老年人身体要保持松弛状态，背伸直，坐姿良好。血压计保持与心脏部位同高。不要用另一只手托住腕带，否则可能会导致测量结果错误。

第五节　观察病情

正常健康的人一旦出现不舒服，是比较容易察觉的。但对于慢性病病人，尤其是患慢性病的老年人，症状通常不明显，老年人的感觉又不敏感，因而往往容易被忽视。所以，照护人员在照顾老年人时应该学会观察病情。

照护小课堂

——观察病情

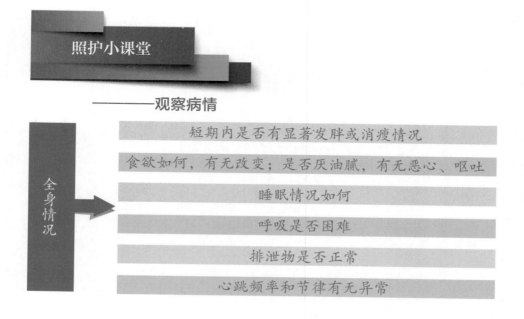

全身情况

- 短期内是否有显著发胖或消瘦情况
- 食欲如何，有无改变；是否厌油腻，有无恶心、呕吐
- 睡眠情况如何
- 呼吸是否困难
- 排泄物是否正常
- 心跳频率和节律有无异常

头面部

脸色是苍白、黄染，还是发红

眼睛有无分泌物，虹膜是否充血，巩膜有无黄染

眼睑和面部有无浮肿

耳有无溢脓

有无流鼻涕或鼻子不通气

口唇颜色有无异常，舌苔情况如何

口角或口内有无溃疡，有无口臭

牙龈有无红肿、溢脓，有无牙痛

舌活动是否灵活

有无声音嘶哑、咽痛、咽干

有无视力下降

有无淋巴结肿大

有无鼻出血、嗅觉下降

有无耳鸣、听力下降或眩晕

皮肤情况

肤色是否有异常变化

有无发疹

有无异常干燥感，弹性如何

是否多汗、湿润

皮肤是否发凉

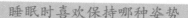

动作体位

睡眠时喜欢保持哪种姿势

站或坐位时，身体有没有前倾或后仰

弯腰是否困难

手脚有无抽搐现象，动作是利索还是迟缓

双臂上举有无困难

疼痛情况

疼痛的部位：是头痛，还是胸痛、腹痛

疼痛的性质：钝痛、锐痛；绞痛、胀痛；急性阵发性痛、慢性持续性痛；压榨性痛、刀割样痛等

疼痛时伴发的症状：腹部疼痛，可能伴发恶心、呕吐、腹泻；胸部压榨性疼痛，可能伴发呼吸困难；青光眼患者头痛，可能伴发视力障碍：炎症疼痛，可能伴发局部红、肿、热

疼痛有无诱发加重因素和缓解因素：溃疡病的疼痛，饥饿时加重，进食后可缓解；肌肉紧张性头痛，可因天气恶劣而加重

既往有无发作史

有无血压、脉搏、体温的变化

第四章
饮食与排泄

第一节　进食

一、喂食

照护小课堂

——老年人进食的观察要点

1. 进食时间、频次和量

（1）进食时间

根据老年人生活习惯，合理安排进餐时间。一般早餐时间为上午6—7时，午餐时间为中午11—12时，晚餐时间为下午5—7时。

（2）进食频次

老年人除了应保证一日三餐正常摄入外，为了适应其肝糖原储备减少及消化吸收能力降低等特点，可适当在晨

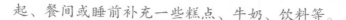

起、餐间或睡前补充一些糕点、牛奶、饮料等。

（3）进食量

每天进食量应根据上午、下午、晚上的活动量均衡分配到一日三餐中。主食"宜粗不宜细"：老年人每日应进食谷类200克左右，并适当增加粗粮的比例。蛋白质宜"精"：每日由蛋白质供给的热量，应占总热量的13％～15％；可按每千克体重1～1.5克供给。脂肪宜"少"：老年人应将由脂肪供给的热量控制在20％～25％；每日用烹调油20克左右，而且以植物油为主；但是，脂肪也不能过少，否则会影响脂溶性维生素的吸收。维生素和无机盐应"充足"：老年人要多吃新鲜瓜果、绿叶蔬菜，每天不少于300克，这是维生素和无机盐的主要来源。适宜的进食量有利于维持老年人正常的代谢活动，增强机体的免疫力，提高防病抗病能力。

2.进食速度

老年人进食速度宜慢，这样有利于食物的消化和吸收，同时可预防在进食过程中发生呛咳或噎食。

3.进食温度

老年人唾液分泌减少，口腔黏膜抵抗力低，因此不宜进食过热食物。而老年人进食过冷，则容易伤脾胃，影响食物消化、吸收。食物以温热不烫嘴为宜。

1. 目的

为不能自行进食的老年人喂食、喂水，满足老年人的食欲，维持机体良好的营养状况。

2. 准备工作

准备一：照护人员仪容仪表整洁、大方，洗手。

准备二：关上门窗，避免空气对流，防止老年人受凉。

准备三：准备餐具（碗、汤匙、筷子）、小毛巾、餐巾、吸管、刷牙或漱口用具、洗手用具等。

3. 步骤

第一步：向老年人讲清要做的事情。

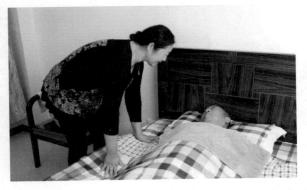

第二步：扶老年人坐起或取半坐卧位。手边放清洁小毛巾，给老年人胸前围餐巾。

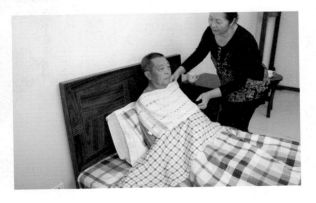

第三步：先喂适量温水以湿润口腔，再小口喂固体食物，偏瘫老年人送食入口腔健侧。小口喂食，固体、流质食物交替喂，防止噎食。

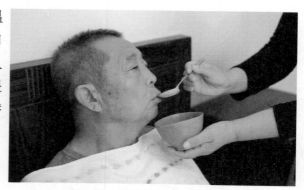

第四步：流质食物可用吸管饮用。

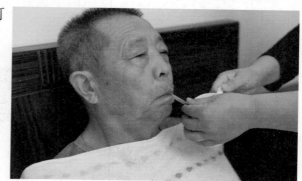

第五步：进食完毕，协助老年人刷牙或漱口。

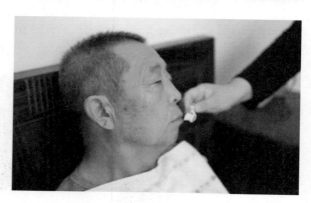

第六步：安置老年人于舒适半卧位或右侧卧位，整理用物。

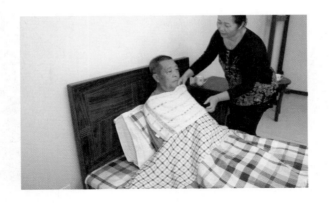

照护小贴士

1. 尊重老年人的习惯与喜好，尽量创造条件鼓励老年人自行进食；

2. 进食过程中不催促老年人，鼓励其小口进食、细嚼慢咽；

3. 对视力障碍的老年人，喂食时应主动告知食物的名称；

4. 注意食物温度，预防烫伤；

5. 对于吞咽困难的老年人，不宜选择圆形、滑溜或黏性强的食物；

6. 食物应去骨、剔刺、切细、煮软，必要时可将食物加工成糊状；

7. 进食前半小时，结束室内清洁、铺床等工作，协助老年人如厕，开窗通风，保持室内空气清新、环境整洁；

8.少食多餐，平时多饮水，避免仰卧位进食、进水，防止误吸、噎食。

二、鼻饲

1. 目的

对不能经口进食的老年人，照护人员可用鼻饲管灌注食物和药物，以维持机体营养和治疗的需要。

2. 准备工作

准备一：照护人员仪容仪表整洁、大方，洗净双手。

准备二：准备鼻饲液。常用的鼻饲液包括牛奶、豆浆、果汁、汤类及配制的营养液等，有时可将固体药物碾成粉状，再加温开水调成混悬液。鼻饲液温度一般在 38 ~ 40℃。

准备三：准备灌注器、餐巾、碗、温开水、纱布、夹子或牛皮筋、别针等。

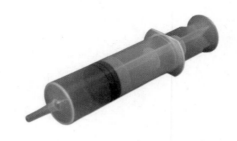

◎ 灌注器

3. 步骤

第一步：向老年人讲清要做的事情，扶老年人坐起或取半坐卧位。倒好鼻饲液和温开水，测试温度。

第二步：将餐巾垫于鼻饲管末端下。

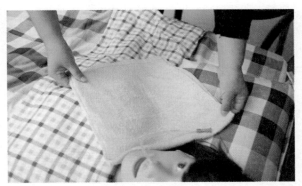

第三步：用灌注器连接鼻饲管末端，回抽，如有胃液抽出即可确认其在胃内。

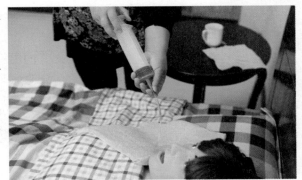

第四步：先注入少量温开水，观察老年人反应。再缓慢注入鼻饲液，最后注入少量温开水冲洗鼻饲管。每次200毫升左右，每2～3小时一次。

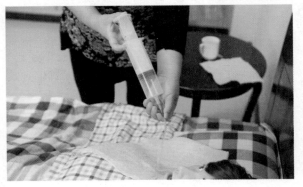

第五步：鼻饲结束，反折鼻饲管末端或塞紧管端，用纱巾包好，用夹子夹紧或用牛皮筋

扎紧，用别针固定于合适位置。

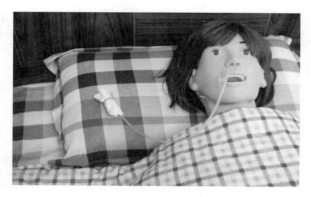

第六步：安置老年人于舒适体位，尽量能取半卧位休息半小时。

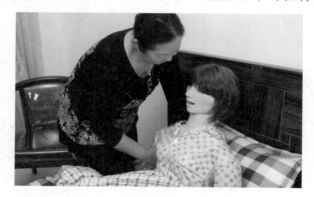

第七步：记录鼻饲量和时间。

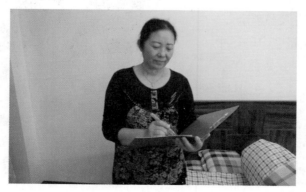

第八步：整理用物，清洗灌注器。

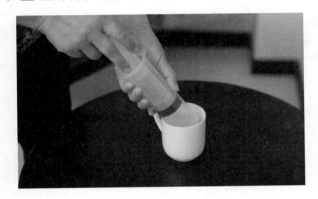

照护小贴士

1. 每次鼻饲前注入少量温开水后观察老年人反应，如无异常再进行喂食，鼻饲后注入少量温开水冲洗鼻饲管，以防管内食物残留变质引起胃肠炎；

2. 每次鼻饲前要测试鼻饲液温度，可滴少量于前臂内侧皮肤，以不烫手为度。严防高温灌入而引起食道、胃黏膜烫伤；

3. 每次200毫升左右，缓慢灌入；灌注前回抽时如发现胃内食物残留较多，可考虑延长间隔时间；

4. 忌将药物与牛奶、茶水一起灌入，新鲜果汁与牛奶应分开注入；

5. 灌注器每次用后应清洗，每日煮沸消毒1次；每日口腔清洁2次，如遇呕吐、鼻饲管堵塞、滑出等，及时联系医护人员；长期鼻饲者须定期更换鼻饲管。

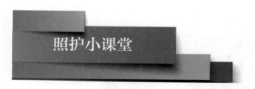

照护小课堂

——鼻饲饮食的种类成分及特点

根据老年人的消化能力、身体需要，鼻饲饮食可分为混合奶、匀浆混合奶和要素饮食三类。

1. 混合奶

混合奶指用于鼻饲的流质食物，适用于身体虚弱、消化功能差的鼻饲老年人。其主要成分包括牛奶、豆浆、鸡蛋、藕粉、米粉、豆粉、浓肉汤、鸡汤、奶粉、麦乳精、新鲜果汁、菜汁（如青菜汁、西红柿汁）等。

主要特点：营养丰富，易消化，易吸收。

2. 匀浆混合奶

匀浆混合奶适用于消化功能好的鼻饲老年人。匀浆混合奶是将混合食物（类似正常膳食内容）用电动搅拌机进行搅拌打碎成均匀的混合浆液，其主要成分包括牛奶、豆浆、豆腐、煮鸡蛋、瘦肉末、熟肝、煮蔬菜、煮水果、烂饭、稠粥、去皮馒头、植物油、白糖和盐等。

主要特点：营养平衡，富含膳食纤维，口感好，易消化，配置方便。

3. 要素饮食

要素饮食是一种简练精制食物，含有人体所需的易于消化吸收的营养成分，适用于患有非感染性严重腹泻、消化吸收不良、慢性消耗性疾病的老年人。其主要成分包括游离氨基酸、单糖、主要脂肪酸、维生素、无机盐类和微量元素等。

主要特点：无须经过消化过程即可直接被肠道吸收和利用，为人体提供热能及营养。

第二节　如厕

照护小课堂

——老年人排泄异常的观察及照护

1. 便秘

便秘指正常的排便形态改变，排便次数减少，每周少于2次，排便困难，粪便过干过硬。触诊时腹部较硬实，有时可触及包块，肛诊可触及粪块。

照护方法：

（1）评估老年人便秘的原因。

（2）让老年人多吃含纤维素的食物，有利于增加肠蠕动和促进大便排出。

（3）适当增加老年人饮水量。每日清晨饮一杯淡盐水，可促进肠蠕动，保持胃肠道足量的水分，软化粪便，有利于大便的排泄。

（4）在体力允许的情况下，指导老年人做适量的体育活动，可提高排便肌群的收缩力。

（5）每天起床前和入睡前进行顺时针腹部按摩，增加肠蠕动。

（6）遵医嘱服用缓泻剂或采用灌肠法，必要时采用人工取便法。

（7）养成定时排便的习惯。

（8）做好老年人心理照护，缓解因曾经有过排便不畅经历而引发的思想顾虑和心理负担，放松身心。

2. 粪便嵌顿

粪便嵌顿指老年人有排便冲动，腹部胀痛，直肠肛门疼痛，肛门处有少量液化的粪便渗出，但不能排出粪便。

照护方法：

（1）评估老年人粪便嵌顿的原因。

（2）关闭门窗，注意保暖。用屏风遮挡，保护隐私。

（3）使用栓剂、缓泻剂，必要时给予灌肠。

（4）老年人感觉大便在肛门处，在灌肠无效时可遵医嘱执行人工取便。操作中注意观察老年人表现，如有面色苍白、呼吸急促、心悸、头昏等现象，须立即停止操作。

（5）协助排便后用温水洗净肛门及臀部周围皮肤，保持清洁干爽。

3. 腹泻

腹泻指腹痛、肠痉挛、疲乏、恶心、呕吐、肠鸣、有急于排便的需要和难以控制的感觉，粪便松散或呈液体样。

照护方法：

（1）评估老年人腹泻的原因，采取针对性的照护措施。

（2）调理膳食，酌情给予清淡的流质或半流质食物，避免摄入油腻、辛辣、高纤维食物。严重腹泻时可暂时禁食。鼓励老年人饮水，以免脱水。

（3）腹泻严重时，口服补液盐或遵医嘱静脉补充水、电解质。

（4）每次便后用温水洗净肛门周围及臀部皮肤，保持皮肤清洁干燥。必要时，肛门周围可涂软膏加以保护。

（5）卧床老年人发生腹泻时注意观察骶尾部皮肤变化，预防压疮的发生。

（6）密切观察病情，记录排便的性质、次数等，必要时留取标本送检。

4.排便失禁

排便失禁指老年人不自主地排出粪便。

照护方法：

（1）处理粪便时，用屏风遮挡，保护隐私。

（2）经常用温水洗净肛门周围及臀部皮肤，保持皮肤清洁。肛门周围可涂软膏以保护皮肤，避免潮湿刺激引发感染。

（3）帮助老年人重建控制排便的能力。了解老年人排便时间，掌握规律，定时给予便器，促使老年人按时自己排便；与医生协调定时应用导泻栓剂或灌肠，以刺激定时排便；教会老年人进行肛门括约肌及盆底部肌肉收缩锻炼。

（4）观察并记录排便的量、性质。

（5）观察骶尾部皮肤情况，预防压疮的发生。

5.肠胀气

肠胀气表现为腹部膨隆，叩诊呈鼓音，有腹胀、痉挛性疼痛、呃逆、肛门排气过多等症状。当肠胀气压迫膈肌和胸腔时，可出现气急和呼吸困难。

照护方法：

（1）指导老年人养成细嚼慢咽的良好饮食习惯。

（2）鼓励老年人适当活动。

（3）轻微胀气时，可进行腹部热敷、腹部按摩或针刺疗法。严重胀气时，遵医嘱给予药物治疗或进行肛管排气。

（4）做好心理照护，进行健康教育，少食产气的食物如豆类、碳酸饮料等，进食或饮水时避免吞入大量空气。

6.尿失禁

尿失禁指膀胱括约肌丧失排尿控制能力，使尿液不自主地流出。

照护方法：

（1）保持皮肤清洁干燥，经常清洗会阴部皮肤，勤换衣裤、床单、衬垫等。

（2）根据老年人的身体情况进行膀胱功能训练。定时使用便器，建立有规律的排尿习惯，促进排尿功能的恢复。

使用便器时，可用手按压膀胱，协助排尿。

（3）做好心理照护，尊重老年人人格，给予安慰和鼓励。

7. 尿潴留

尿潴留指膀胱内潴留大量的尿液而又不能自主排出，表现为下腹胀满、排尿困难、耻骨上膨隆、扪及囊性包块、叩诊为浊音。

照护方法：

（1）安慰老年人，缓解焦虑和紧张情绪。

（2）用热毛巾或热水袋热敷老年人的腹部促进排尿。

（3）用按摩老年人腹部的方法促进排尿。

（4）使用措施诱导排尿，如听流水声或用温水冲洗会阴等。各种措施均无效的情况下，可根据医嘱导尿。

一、协助如厕

1. 目的
协助活动不便的老年人排便，满足老年人排泄需要，提高舒适度。

2. 准备工作
准备一：照护人员仪容仪表整洁、大方，戴口罩。

准备二：卫生间地面干燥、防滑，开启排气扇。

准备三：准备卫生纸等，视需要准备拐杖或轮椅等助行器。

3. 步骤
第一步：向老年人讲清要做的事情，征得老年人同意后搀扶老年人或帮助老年人使用助行器到卫生间。松裤带，老年人身体稍前倾坐于便器上，卫生纸放于老年人手旁。

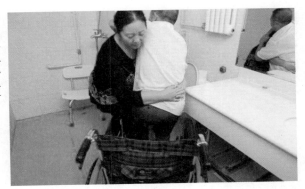

第二步：卫生间不锁门，叮嘱老年人耐心排便，避免过于用力，照护人员可用手按摩其腹部协助排便。

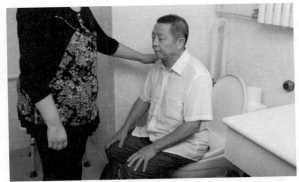

第三步：便毕，协助老年人慢慢站立，系好裤带、洗手，扶老年人回房。

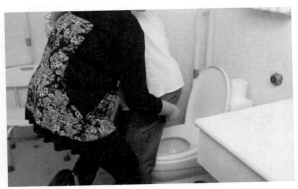

第四步：冲洗便器，开窗通风，洗手。

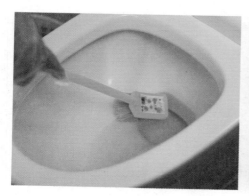 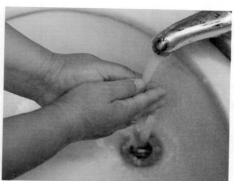

照护小贴士

　　1.尽量让老年人入卫生间如厕。老年人宜坐位如厕，避免蹲位排便；

　　2.卫生间地面要干燥、防滑，最好装有扶手；

　　3.老年人要坐稳，起身要慢，以防摔倒；

　　4.老年人单独如厕时，卫生间的门不能锁住，以防意外情况发生时延误时机；

　　5.告知老年人养成定时排便的习惯，平时多吃新鲜蔬果，保持大便通畅。

二、便器使用

1. 目的

协助卧床老年人排便，满足老年人排泄需要，提高舒适度。

2. 准备工作

准备一：照护人员仪容仪表整洁、大方，戴口罩。

准备二：关上门窗，调节室温。

准备三：准备便盆、卫生纸、中单或一次性尿布、一次性手套等。

3. 步骤

第一步：向老年人讲清要做的事情，用屏风或布帘遮挡。

第二步：协助老年人取平卧位，松裤带，将裤子褪至膝下。屈膝取仰卧位，臀下垫中单或一次性尿布。

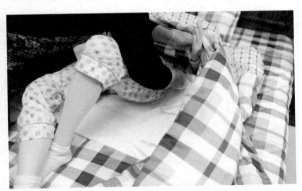

第三步：老年人屈膝取仰卧位，一手托老年人腰骶部，另一手将便盆放入老年人臀下。

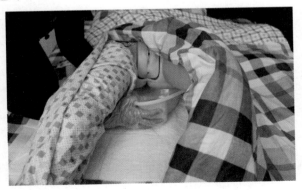

第四步：用卫生纸擦净肛周皮肤，一手托老年人腰骶部，另一手取出便盆，必要时用热水清洗。便盆用纸遮盖。

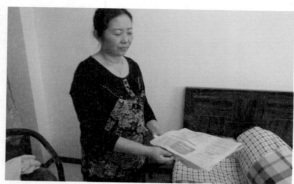

第五步：取出臀下中单或垫布，安置老年人于舒适体位。整理床位，开窗通风。

第六步：处理便盆，洗手。

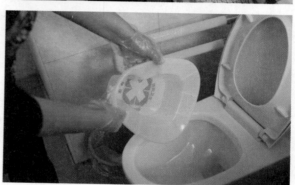

照护小贴士

1. 注意遮盖老年人，防止受凉，保护隐私；

2. 男性老年人可叮嘱其先用尿壶排尿，会阴部上方盖卫生纸，以防尿湿棉被；

3. 便盆要清洁、无破损。冬天可先用热水温暖便盆再给老年人使用；

4. 取放便盆时，托起老年人臀部，要注意避免擦伤皮肤。

照护小课堂

——老年人排泄物异常的观察

1.粪便异常的观察

（1）排便次数

通常每天排便超过3次或每周少于2次，为排便异常。

（2）形状与软硬度

便秘时，粪便坚硬、呈粟子样；消化不良或急性肠炎时，粪便可为稀便或水样便；肠道部分梗阻或直肠狭窄时，粪便常呈扁条形或带状。

（3）颜色

柏油样便提示上消化道出血；白陶土色便提示胆道梗阻；暗红色血便提示下消化道出血；果酱样便见于肠套叠、阿米巴痢疾；粪便表面有鲜红色血液见于痔疮或肛裂；白色"米泔水"样便见于霍乱、副霍乱。

（4）内容物

被肠道寄生虫感染的老年人的粪便中可查见蛔虫、蛲虫、绦虫节片等。

（5）气味

对于严重腹泻老年人，因未消化的蛋白质与腐败菌作用，其粪便呈碱性反应，气味极恶臭；下消化道溃疡、恶性肿瘤老年人的粪便呈腐败臭；上消化道出血的柏油样粪

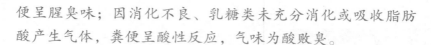

便呈腥臭味；因消化不良、乳糖类未充分消化或吸收脂肪酸产生气体，粪便呈酸性反应，气味为酸败臭。

2.尿液异常的观察

（1）尿量

1）多尿指24小时排出的尿量多于2 500毫升。

2）少尿指24小时排出的尿量少于400毫升或每小时排出的尿量小于17毫升。

3）无尿指24小时排出的尿量小于100毫升。

（2）颜色

1）肉眼血尿。尿液呈洗肉水样，多见于急性泌尿系感染、膀胱肿瘤、输尿管结石。

2）血红蛋白尿。尿液呈浓茶色、酱油色。

3）胆红素尿。尿液呈深黄色。

（3）气味

糖尿病酮症酸中毒时，尿液呈烂苹果味。

三、简易通便

1. 目的

协助便秘老年人排便，满足老年人排泄需要，提高舒适度，预防并发症。

2. 准备工作

准备一：照护人员仪容仪表整洁、大方。

准备二：关上门窗，调节室温。

准备三：准备卫生纸、开塞露或甘油栓、一次性手套等。

照护小贴士

1. 开塞露作用机理及适应证

开塞露分为甘油制剂和甘露醇、硫酸镁复方制剂两种。两种制剂成分不同，但原理基本相同，均是利用甘油或山梨醇的高浓度，即高渗作用，软化大便，刺激肠壁，反射性地引起排便反应，加上其具有润滑作用，使大便易于排出。常用于对老年体弱便秘者的治疗。

2. 使用开塞露的时机

开塞露应在老年人有大便的感觉时使用，轻度便秘者用过开塞露之后保留5～10分钟就会起效；便秘较严重者，应保留时间更长一些，但一般不会超过30分钟。需根据老年人的具体情况确定使用开塞露的时间。

3. 开塞露的用法及用量

将开塞露瓶盖取下，挤出少许油脂润滑瓶口及肛门，缓慢插入肛门，然后将药挤入直肠内，成人一次一支。

3. 步骤

第一步：向老年人讲清要做的事情，用屏风或布帘遮挡。

第二步：松裤带，裤子褪至臀下，协助老年人取左侧屈膝卧位；戴一次性手套，取下开塞露瓶盖（无盖者剪去头端），挤出少量液体润滑开口处。如使用甘油栓则剥去外包装，用清水浸湿润滑。

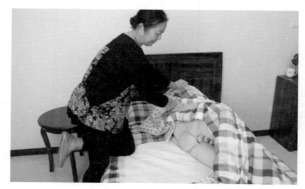

　　第三步：一手分开老年人臀部露出肛门，另一手将开塞露插入肛门，挤入全部药液。退出开塞露瓶。如使用甘油栓则捏住底部，将细端朝内插入肛门 3 ~ 4 厘米。清洁肛周，保留 5 ~ 10 分钟，协助排便。

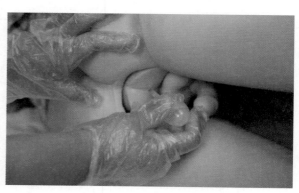

　　第四步：整理用物，安置老年人于舒适体位，洗手。

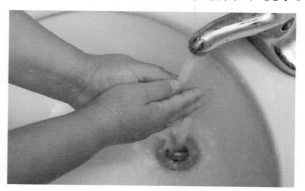

照护小贴士

1. 注意遮盖老年人，防止受凉，保护隐私；

2. 打开开塞露瓶盖时要检查开口是否平整，封口需用剪刀剪时要注意修剪平整，防止损伤；

3. 保留5～10分钟后再排便，嘱老年人耐心排便，勿过于用力；

4. 协助老年人养成定时排便的习惯，多吃富含膳食纤维的食物，多吃新鲜蔬果，保持大便通畅。

相关链接

其他常用通便法：

1. 手法按摩通便法

老年人取仰卧屈膝位，照护人员洗净并温暖双手，将双手重叠置于老年人腹部。依结肠走行方向（由升结肠起始部开始，向横结肠、降结肠至乙状结肠）顺时针做环形按摩，可起到刺激肠蠕动、帮助排便的作用。

2. 人工取便法

若老年人身体虚弱，腹肌无力，粪便淤积、嵌顿在直肠内，可采用人工取便法。协助老年人取左侧卧位，左手分开老年人臀部，右手戴手套，右手食指涂肥皂液后，伸入直肠内，慢慢将粪便掏出，放于便盆内。取便完毕后，给予热水坐浴或使用温热毛巾按摩肛门处，以促进血液循环，减轻疼痛。操作时，动作要轻柔，避免损伤肠黏膜或引起肛门周围水肿；不能使用器械掏取粪便，以避免误伤直肠黏膜；取便过程中，注意观察老年人的表现，如发现其面色苍白、出冷汗、疲倦等反应，立即暂停，休息片刻后再操作。

四、尿壶使用

1. 目的

协助卧床老年人排尿，满足老年人排泄需要，保持衣被清洁、干燥，提高舒适度，预防并发症。

2. 准备工作

准备一：照护人员仪容仪表整洁、大方。

准备二：关上门窗，调节室温。

准备三：准备卫生纸、尿壶等。

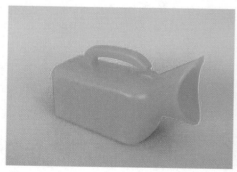

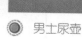

女士尿壶　　　　　　　　　　　男士尿壶

3. 步骤

第一步：向老年人讲清要做的事情，用屏风或布帘遮挡。

第二步：松裤带，裤子褪至臀下。

（1）男性老年人。取侧卧位，下侧腿伸直，上侧腿略屈曲前倾，壶身置于下侧腿与腹部之间，靠床，底下垫卫生纸，尿壶接口接阴茎，嘱老年人排尿。若取仰卧位，则需抬高床头，壶身置于会阴部。

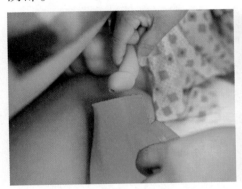 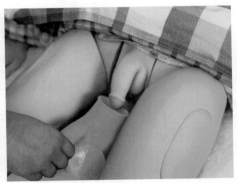

（2）女性老年人。使用女性尿壶，取平卧位，双下肢屈曲稍外展或伸直自然分开，以能放入尿壶为宜，臀下垫卫生纸，根据女性尿壶接口的不同结构调整放置部位，接住尿道口，稍用力按压使之紧贴会阴皮肤，嘱老年人排尿。

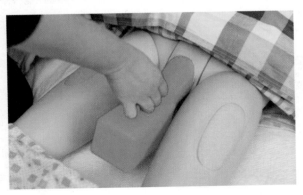

第三步：尿毕，用卫生纸吸干尿液，或用毛巾洗净。

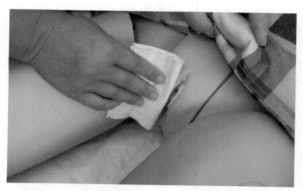

第四步：整理用物，安置老年人于舒适卧位。

第五步：倒除尿液，冲洗尿壶，洗手。

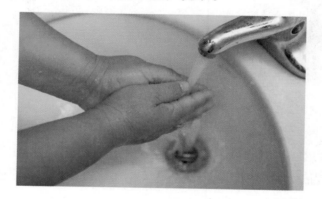

照护小贴士

1. 注意遮盖老年人，防止受凉，保护隐私；

2. 如老年人有自理能力，可嘱老年人自行扶住尿壶接口，避免尿液溢出；

3.尿壶要专人专用，及时倒除尿液，保持清洁，定期消毒；

4.使用尿壶时，注意压力适当，特别是使用女性尿壶时，过轻易致尿液外溢，过重易致局部受压损伤。

第三节　更换纸尿裤

一、目的

为不能自理的尿失禁老年人更换纸尿裤，清洁会阴部，保持衣被整洁、干燥，预防并发症，提高舒适度。

二、准备工作

准备一：照护人员仪容仪表整洁、大方。

准备二：关上门窗，调节室温。

准备三：准备纸尿裤、毛巾、水盆、热水、卫生纸等。

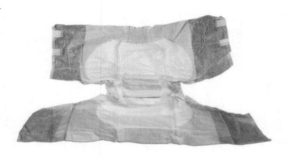

三、步骤

第一步：向老年人讲清要做的事情，用屏风或布帘遮挡。

第二步：准备好新的纸尿裤，松裤带，裤子褪至臀下。

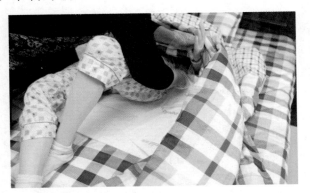

第三步：松开纸尿裤胶贴，放下会阴部的纸尿裤部分，清洗会阴部。

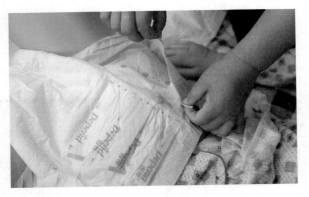

第四步：协助老年人取侧卧位，取下湿的纸尿裤，清洗臀部。

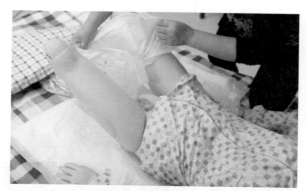

第五步：将新的纸尿裤摊开，后部放在老年人尾骶部，两侧贴腰部，前部置于两腿之间。

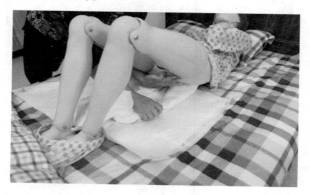

第六步：协助老年人取平卧位，两腿中间的纸尿裤往上拉到下腹部，把两边的胶贴对准后片两侧腰围部分，分别撕开贴牢。

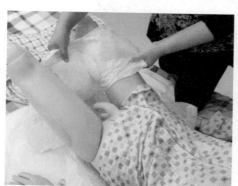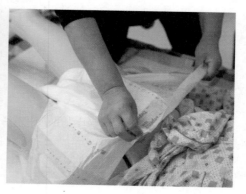

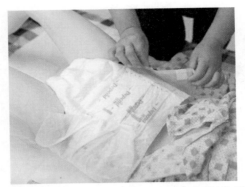

第七步：调整腰部和腿部的褶边，避免卡住皮肤。

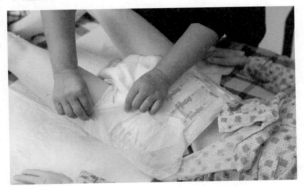

第八步：整理衣裤，整理床位，安置老年人于舒适卧位。

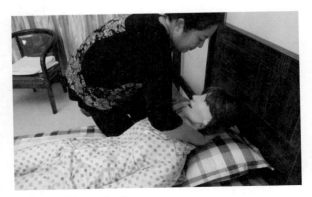

第九步：整理用物，洗手。

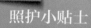
照护小贴士

1. 注意遮盖老年人，防止受凉，保护隐私；

2. 选择合适型号的纸尿裤，注意不要粘贴得太紧，以能放入一指为度；

3. 防止尿液漏出，女性老年人纸尿裤大头朝后，男性老年人则反之；

4. 如有大便，先用卫生纸擦净，撤离尿裤，再清洗。如局部皮肤发红，可涂凡士林或鞣酸软膏保护。

第四节 灌肠

一、目的

软化和清除粪便，解除便秘，或遵医嘱进行直肠用药。

二、准备工作

准备一：照护人员仪容仪表整洁、大方。

准备二：关上门窗，调节室温。

准备三：准备卫生纸、盛有灌肠溶液的灌肠袋（或灌肠液与灌肠器）、一次性手套、输液架、肛

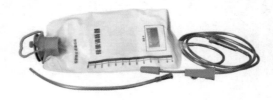

 灌肠袋

管、夹子或血管钳、石蜡油等。

三、步骤

第一步：向老年人讲清要做的事情，用屏风或布帘遮挡。

第二步：松裤带，裤子褪至臀下，协助老年人取左侧屈膝卧位。将灌肠袋挂于输液架上，高度约 40 ~ 60 厘米。

第三步：戴一次性手套，连接肛管，用石蜡油润滑肛管前端，排尽管内气体，夹管。

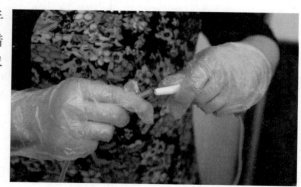

第四步：一手分开老年人臀部露出肛门，另一手将肛管插入直肠 7 ~ 10 厘米，固定肛管。开放管夹，使液体缓缓流入。或用灌肠器将灌肠液缓慢灌入。

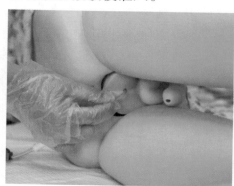
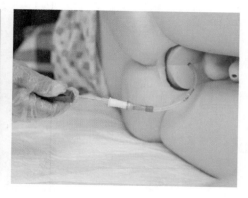

第五步：灌肠液即将流尽时夹管，用卫生纸包裹肛管轻轻拔管，擦净肛周，协助排便。

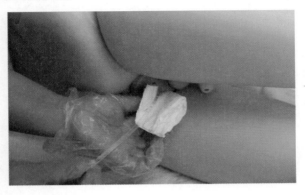

第六步：整理用物，洗手。

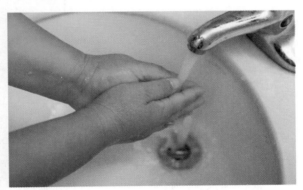

照护小贴士

1.按医嘱要求进行灌肠，照护人员执行的灌肠操作应限于通便需要，其他治疗性灌肠原则上由护士操作；

2.灌肠液的温度接近人体体温，灌肠速度不宜过快，量不宜过大，注意遮盖老年人，防止受凉，保护隐私；

3.操作要轻柔，注意观察老年人反应，如出现心慌、气促、腹痛等症状应立即停止灌肠，并与医护人员联系；

4.如是直肠用药则宜先让老年人排便后再灌肠，量宜小，速度宜慢，灌毕适当抬高臀部，以保留药液。

第五章
热水袋和冰袋的使用

第一节 热水袋的使用

一、目的

为老年人保暖或进行辅助治疗。

二、准备工作

准备一：照护人员仪容仪表整洁、大方。

准备二：准备热水袋、布套、50 ~ 55℃热水、水温计等。

照护小课堂

——热水袋的选择

1.检查热水袋灌水口部位与袋体橡胶的粘接牢固程度。可用手将粘接处外翻，粘接处应无裂缝、脱胶等现象。

2. 检查热水袋灌水口螺纹扣有无滑牙。若有滑牙，则热水袋容易漏水，挑选时应选择螺纹盖表面光滑、螺纹清晰的热水袋。

3. 触摸热水袋，感觉热水袋的弹性是否良好。热水袋以手感厚实者为佳。拉伸热水袋然后松手，越易恢复原状的热水袋弹性越好。

4. 热水袋的颜色是否鲜艳。颜色鲜艳的热水袋说明制造热水袋所用原料较纯正且生产过程控制较为严格。

5. 检查热水袋有无污染。用浅色棉布或手绢轻擦热水袋，无颜色脱落者为佳。

三、步骤

第一步：向老年人讲清要做的事情，说明目的。

第二步：准备热水，测量水温。照护人员一手持热水袋袋口边缘，另一手将热水灌入袋内约 1/2 满。

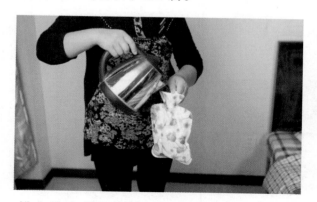

第三步：排出热水袋内气体，拧紧袋口塞子。

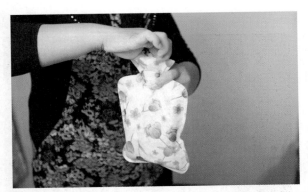

第四步：擦干热水袋表面的水渍，将热水袋倒提，检查有无漏水。

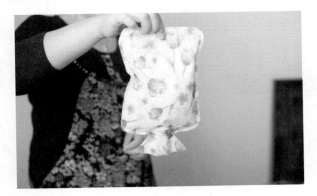

第五步：确定无漏水后装入布套或用毛巾包裹。

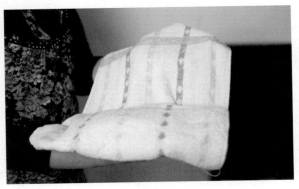

第六步：将热水袋放入老年人所需部位（足下或身旁），离皮肤

约10厘米，不可直接接触皮肤。最后为老年人整理好盖被。

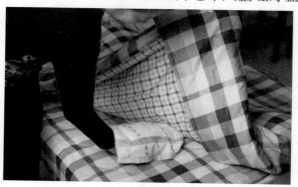

照护小贴士

1. 热水袋温度不宜过高，以50℃左右为宜，要及时更换，预防烫伤；

2. 热水袋使用中要经常观察和询问老年人的感受；

3. 使用前认真检查热水袋，保证完好无损；

4. 截瘫或意识不清的老年人使用热水袋时要特别注意局部皮肤的观察，放置热水袋应离身体约10厘米或置于毛毯外面间接给热，以免烫伤，并做好记录；

5. 热水袋使用结束，将水倒出后倒挂晾干，向袋内吹入空气后拧紧袋塞，存放备用。

照护小课堂

——热水袋的保健用途

1.促进伤口愈合。将热水袋放在伤口周边热敷，可促进伤口愈合。温热作用可刺激组织再生，且有减轻疼痛和加强组织营养的作用。温热作用使创口处浆液性渗出物增多，能清除病理产物。温热作用还能使血管扩张、血管通透性增强，有利于组织代谢产物的排出和对营养物质的吸收，抑制炎症的发展，促进其愈合。

2.缓解疼痛。关节疼痛、腰痛、坐骨神经痛等使用暖水袋热敷，疼痛很快可以得到缓解。对于24小时后的扭、挫伤引起的皮下血肿，使用热水袋热敷可以促进皮下瘀血吸收。

3.止咳。伤风感冒早期出现咳嗽时，使用热水袋热敷背部，可使血液循环加速，增强新陈代谢和白细胞的吞噬能力，有止咳作用。

4.催眠。睡觉时把热水袋放在后颈部，会让人感到温和舒适，可起到催眠作用。此法还适合治疗颈椎病、肩周炎。

第二节　冰袋的使用

一、目的

为高热病人（老年人）降低体温或进行局部冷疗。

二、准备工作

准备一：照护人员仪容仪表整洁、大方。

准备二：准备冰袋、布套、脸盆等。

三、步骤

第一步：向老年人讲清要做的事情，说明目的。

第二步：擦干冰袋上水渍，装入布套。

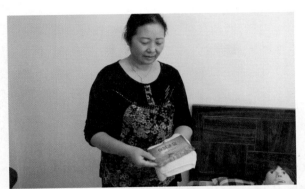

第三步：将冰袋置于老年人所需部位，降温用时置于老年人头部及大血管处，如颈部、腋下、腹股沟处等。观察冷疗效果及局部皮肤情况，询问老年人感受，视情况更换冰袋。

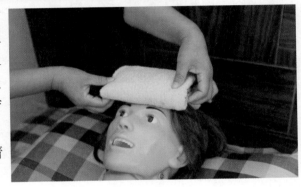

第四步：整理用物，做好记录。

照护小贴士

1. 冰袋应置于头部或体表大血管处，忌置于枕后、耳廓、阴囊、胸前、腹部、足底等处；

2. 用于降温时，30分钟后复测体温，体温降至38℃时停止使用；

3. 随时观察老年人的反应，如老年人畏寒应及时撤除冰袋；

4.老年人发热时如无冰袋和冷水袋可用冷水毛巾放置于老年人前额以助降温；

5.避免冰袋直接与皮肤接触，应外包布套，冷敷部位可垫毛巾。

照护小课堂

——冰袋使用的禁忌

1.患有组织破损及慢性炎症的老年人禁用冷疗法，由于冷疗使局部毛细血管收缩，血流量减少，致使组织营养不良，会影响伤口愈合及炎症吸收。

2.局部组织血液循环明显不良的老年人禁用冷疗法，冷疗法会加重血液循环障碍，导致局部组织缺血、缺氧，甚至出现变性、坏死。

3.有些老年人对冷刺激格外敏感，用冷疗法后会出现皮疹、关节疼痛、肌肉痉挛等情况，因此不能使用冷疗法。

4.禁用冷疗的部位

（1）枕后、耳廓、阴囊处：用冷疗法后容易引起冻伤。

（2）心前区：用冷疗法会出现反射性心率减慢和心律失常。

（3）腹部：用冷疗法会造成腹泻。

（4）足底：用冷疗法不仅会使末梢血管收缩，影响散热，而且会反射性地引起一过性冠状动脉收缩，可诱发心绞痛。

第六章
口腔照护

第一节 常见的口腔健康问题

一、龋齿

由于老年人的口腔卫生不易保持，口内易存留食物，加上牙体的磨损及牙根暴露等原因，老年人的龋齿患病率较高，有时在牙颈部及暴露的牙根处也较多见。

照护小贴士

龋齿的危害：

1.龋损较深，影响到牙本质或牙髓，常造成牙髓、根尖周炎症，出现疼痛肿胀。轻者影响进食、休息，重者可造成口腔颌面部感染。

2.龋坏严重，对牙质产生破坏，时间长了，仅存留残冠、残根，影响咀嚼功能的同时也加重了胃肠的负担。

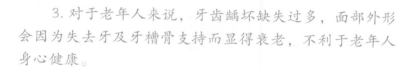

3. 对于老年人来说，牙齿龋坏缺失过多，面部外形会因为失去牙及牙槽骨支持而显得衰老，不利于老年人身心健康。

预防龋齿有以下方法：

1. 搞好个人口腔卫生

刷牙漱口是普遍用于保持口腔卫生的方法。目前，老年人中能正确、科学刷牙的不多，往往难以获得有效控制菌斑的效果。因而要提倡推广上、下型的剔刷法，不要采用拉锯式的横刷法。此外，还可以配合使用牙签、牙线清洁牙齿，保持口腔卫生。

2. 增强牙齿抗龋力

增强牙齿抗龋力的常用方法是有效利用氟对于个人而言，局部应用氟化物的方法包括牙膏用氟（使用加氟牙膏）、氟化物漱口、氟化物凝胶刷牙等。

3. 调整饮食结构

控制蔗糖等糖类的摄入量，增加钙、磷、维生素 A、维生素 D 等的摄入以增进全身健康。此外，多吃一些纤维性食物也可有效预防龋齿。

二、牙周病

老年人牙周病不仅多而且比较严重，主要是由于老年人因牙齿本身和牙周组织、牙槽骨因长期使用以及机体的老化而导致其发生变化，容易引起食物嵌塞、咬合创伤，不易保持局部卫生。另外，老年人全身状况随年龄增长发生变化，如患糖尿病及血管硬化等，均可导致牙周溢脓及急慢性炎症发作，以至牙齿松动脱落。

预防牙周病有以下方法：

1. 搞好个人口腔卫生

口腔卫生目前存在的主要问题有两个：一是口腔卫生知识普及不够；二是常见保持口腔卫生方法应用不正确。

2. 戒烟

吸烟是导致牙周病的重要危险因素，吸烟者与非吸烟者相比，前者牙周病的患病率要高很多。

3. 去除其他有关因素

食物嵌塞、创伤性咬合、不良修复体、牙畸形等与牙周疾病的发生和发展密切相关，去除这些不良因素，是预防牙周疾病的主要措施。同时要提倡合理膳食，促进牙周组织正常代谢和生理性修复。

三、牙齿过敏

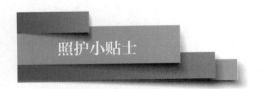

照护小贴士

牙齿过敏的原因：

1. 牙釉质遭破坏，导致牙本质暴露。

2. 长期咀嚼过硬食物、夜晚磨牙导致牙齿磨耗。

3. 使用刷毛过硬的牙刷、刷牙用力过大、刷牙方法不正确等。

4. 随着年龄增加，出现牙齿过敏的情况也会大大增加。

牙齿过敏是牙受外界刺激，如温度（冷、热）、化学物质（酸、甜）以及机械作用（摩擦或咬硬物）等所引起的症状，其特点为发作迅速、疼痛尖锐、时间短暂。牙齿过敏不是一种独立的疾病，而是各种疾病共有的特征。如果不及时治疗，就会影响生活质量，尤其是牙周病患者，由于其存在敏感症状，刷牙时通常会避免刺激患处，导致刷牙不到位，使牙周病更加严重。

　　预防牙齿过敏有以下方法：

　　1.注意保持口腔卫生，避免过多吃硬物导致牙的咬合面磨耗。

　　2.要选用小头软毛牙刷，刷牙时不要过度用力，不要使用含粗糙颗粒的牙膏，以避免牙釉质磨损和牙龈萎缩。

　　3.应减少酸性食物和碳酸饮料等的摄取，防止牙齿被酸蚀。日常最好选用含有硝酸钾或氯化钾等抗敏感成分的牙膏。

四、口腔肿瘤

照护小贴士

　　关注口腔黏膜变化，发现异常应及时就诊。

　　1.发现口腔内有两周以上没有愈合的溃疡。

　　2.口腔黏膜有硬结、白色或红色斑块，以及出现牙痛、牙龈出血等不适症状。

　　老年人常见的口腔肿瘤主要是鳞状上皮细胞癌，如舌癌、龈癌、唇癌及发生在上颌窦、颊、腭的肿瘤等。上述各种疾病，可以是一种疾病，也可能是多种疾病同时存在，症状可轻可重。不管怎样，这些疾病不仅局部症状会给老年人带来痛苦，而且还会影响全身健康。因此，应尽早采取措施，积极防治。

照护小课堂

——老年人什么情况下不能拔牙

应暂缓拔牙的情况

严重的高血压，血压高于 180/100 mmHg
心脏病，并伴有其他脏器损伤的老年人患者，比如近期发生不稳定性心绞痛、心律失常、风湿性心瓣膜病等
血液病，有出血倾向的血液病老年人患者不宜拔牙，比如贫血且血红蛋白低于 80 g/L，白血病、原发性血小板减少性紫癜、血友病等
肝病，重症肝炎
空腹、过度疲劳、精神高度紧张
肾病，急性肾炎，慢性肾功能不全，肾衰竭
糖尿病，血糖高于 8.9 mmol/L
甲状腺功能亢进
口腔恶性肿瘤，在放疗期间和放疗后一段时间内禁止拔牙，以避免形成放射性骨髓炎
肺结核开放期的老年人患者

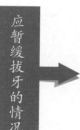

应暂缓拔牙的情况

急性炎症期、炎症未得到及时控制的老年人患者

去肾上腺皮质功能不全的老年人患者

以上部分疾病，经过正确的对症治疗以后，比如高血压、急性炎症等服药后使疾病得到控制，还是可以拔除牙齿的。

第二节　口腔照护方法

一、常见的口腔照护方法

老年人掉牙大多数是因为长期患有龋病、牙周病等口腔疾病，并非必然规律。只要掌握科学的口腔保健方法，形成良好的口腔卫生习惯，有效预防和控制口腔疾病，就能够终生拥有一副健康的牙齿。需要特别提示的是，只要口腔内还有牙齿，就应该坚持按照科学的方法刷牙，即便没牙也要注意口腔的清洁。

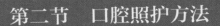

照护小贴士

人老掉牙的误区：

老年人掉牙并不是一个正常的生理现象。牙齿脱落通常是由龋病和牙周病引起，而绝非年龄。牙齿会不会掉与年龄并没有必然关系，如果在青、中年期不注意口腔卫生，患上龋病、牙周病等口腔疾病未及时治疗，到了老年，牙齿就会被破坏，发生松动脱落现象。只要坚持维护好口腔卫生，有病就治，即使到了老年仍然可以保留一口健康的牙齿。WHO定出的标准是"8020"，即80岁的老年人至少应有20颗功能牙（即能够正常咀嚼食物，不松动的牙）。

拔牙注意事项	拔牙前应进食，搞好口腔卫生
	拔牙前应告知医生，有无心脏病、高血压、糖尿病及其他系统性疾病，告知医生有无药物过敏史
	拔牙部位放的棉花卷或棉球咬紧半小时至一小时后吐掉，不要用手或其他东西触摸拔牙伤口
	拔牙当天不要常吐口水，以免引起出血
	拔牙的当天不要漱口或刷牙，第二天如果已不出血，可以照常进行漱口和刷牙
	拔牙4小时后可以吃半流食（如稀饭、软面条等），但不要太烫
	拔牙后当天或第二天有少量流血或口水中有血丝是正常现象，如出血较多该及时去医院处理
	拔牙后要注意休息，不要多讲话，不要过度疲劳
	拔牙后如出现其他不适，应及时就医

1. 预防掉牙的方法

（1）早晚刷牙

刷牙是最常见的自我口腔保健措施。但是，刷牙方法若不正确，不但达不到清洁牙齿的目的，还可能造成牙龈萎缩，加大发生牙槽骨吸收或楔状缺损的概率。

（2）饭后漱口

为了达到预防和治疗口腔疾病的目的，老年人可以使用加入一定药物的漱口剂含漱，能够帮助减少口腔致病微生物的数量，抑制细菌的生长繁殖。漱口还可以消除口臭，保持口气清新，使人感觉舒适。但不能以漱口代替刷牙，因为漱口不能有效清除已经形成的牙菌斑。

（3）清洁牙缝

老年人在进食时如果食物嵌入牙缝，可以使用牙签或牙线来清除牙缝中的食物残渣，不要随便使用其他较细或较尖锐的东西来剔牙。在使用牙签时，动作要轻柔，以免损伤牙龈。用牙签剔除嵌塞在牙间隙内的食物碎屑时，使用恰当不仅可以清洁牙间隙，还能起到按摩牙龈的作用。使用牙线时，切忌向下硬压入牙龈，以免引起牙龈出血、疼痛和萎缩。除此之外还可以使用牙间隙刷、冲牙器等清洁牙间食物残渣。

（4）咀嚼

咀嚼粗糙及纤维较多的食物，不仅能刺激唾液分泌，帮助消化，而且还能按摩牙龈，起到清洁牙面及口腔的作用，保持牙周组织健康。照护人员应根据老年人口腔内牙齿的状况，为老年人选择合适的食物。

（5）牙龈按摩

按摩牙龈能够提高牙周组织对外界损伤的抵抗力，减少牙周疾病的发生。手指按摩分为口内按摩和口外按摩。口内按摩时，应先将右手手指洗净消毒，手指放入口内牙龈上，来回移动或做小圆形旋转移动；口外按摩时，应将右手食指放在牙龈相应的面部皮肤上，按一定顺序做局部小圆旋转移动按摩，每个区域反复动作数次。按摩后应立即漱口，防止龈沟内渗出液随唾液吞入。还可以使用牙刷或牙间乳头器进行按摩。

（6）叩齿

叩齿是进行口腔保健的有效方法。现代医学认为这样能够增加牙齿的自洁作用，充分发挥咀嚼运动所形成的刺激，增强牙体本身的抵抗力。老年人可在每天早上起床时或者睡觉前，或者闲坐闭目养神时，上下唇微闭合，将上下牙反复地分开合上，相互叩击出声。叩齿时注意用力要适中、均匀，不要用力过大以致引起疼痛不适。一般先叩磨牙50次，再叩门牙50次，每次叩齿100下。这些动作能增强牙齿的生理性刺激，促进牙齿牙周的血液循环，长期坚持对牙齿的健康很有益处。如果老年人患有牙周病，部分牙或全口牙已经开始松动，就不要做这种保健运动了，应该到医院进行牙周病系统治疗。

此外，老年人应养成良好的生活习惯，作息规律，不吸烟，适量饮酒。最好每半年进行一次定期的口腔检查，发现问题要及时治疗和处理。

2. 刷牙方法及牙膏选择

（1）刷牙方法

牙齿基本上可以分为内侧、外侧和咬合面，刷牙时应当把牙齿的各个面都刷到，这样才能起到刷牙的效果。常见的刷牙方法有：

1）颤动法。刷牙的内侧和外侧面时，刷毛冲着牙龈的方向与牙面成45°角，使牙刷毛的一部分进入牙龈与牙面之间的间隙，另一部分伸入牙缝内，来回做短距离（大约1毫米）的颤动。每次可以刷

2～3颗牙齿，将牙的内外侧面都刷干净后，将牙刷移到另一个部位重复刷牙。当刷咬合面时，刷毛应平放在牙面上，做前后短距离的颤动。对于前牙的内侧面，可以将牙刷的刷头竖着放，进行左右方向的水平颤动，幅度也是大约1毫米。

2）竖刷法。刷牙时，将牙刷毛束尖端放在牙龈和牙冠交界处，轻轻加压，刷上牙时向下刷，刷下牙时向上刷，牙的内外侧面和咬合面都要刷到。在同一部位要反复刷数次。

3）旋转刷牙法。刷牙的内侧和外侧面时，将牙刷的刷毛向着牙龈方向放置在牙齿和牙龈的结合部，使刷毛同时覆盖牙龈和牙面，轻轻加压，旋转手柄，使牙刷刷毛从牙龈向牙齿咬合面旋转。将牙齿的各个面都刷到，同一部位要反复刷数次。

4）生理刷牙法。刷牙时，牙刷毛顶端与牙面接触，然后向牙龈方向轻轻刷。这种方法如同食物经过牙龈一样起轻微刺激作用，促进牙龈血液循环，有利于使牙周组织保持健康。

5）使用电动牙刷。使用电动牙刷时，应将刷毛与牙面大约成70°角，轻轻加压使刷毛能够覆盖牙缝和部分牙龈，打开电源开关，维持刷头在一个部位刷大约2秒，然后移向下一个部位，完成一个牙齿再移向下一个牙齿。

以上介绍的刷牙方法各有其特点，刷牙时，往往需要将各个方法结合（使用电动牙刷除外）才能达到最大的效果。目前推荐使用颤动法，但由于掌握此方法比较困难，一般可以使用竖刷法和旋转刷牙法相结合，保证刷到各个牙齿和牙齿的各个面即可。

（2）刷牙的频度、时间和力量

在不采用任何清洁措施的情况下，牙菌斑在口腔内形成的时间约为12小时，因此，每天至少进行两次刷牙才能有效控制牙菌斑的形成。但是，如果没有掌握正确的刷牙方法，或者刷牙时间不够，无论每天刷多少次牙也没有效果。最新研究表明，在使用正确刷牙方法的前提下，刷牙时间大约为2分钟，力量不超过1.5牛时能达到最大的菌斑清除率。因此刷牙时间过长、用力过大并不能提升刷牙的效果，反而增加损伤牙龈和牙齿的危险。确定刷牙的力量时，可以选用软毛牙刷，将刷毛放置在指甲沟内，以刷毛无明显弯曲、手指无不适感为宜。

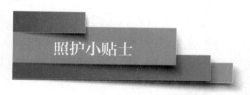

照护小贴士

牙膏的选择与使用：

1. 成人每次刷牙只需用大约1克（长度约1厘米）的膏体即可。

2. 使用含氟牙膏刷牙是安全、有效的防龋措施，特别适合于有患龋倾向的老年人使用。但应该注意的是，牙膏不是药，只能预防口腔疾病，不能治疗，有了口腔疾病还是应该及时就医治疗。

3. 牙线的使用方法

牙线清洁可以弥补刷牙清洁的不足，起到剔除牙缝里的食物残渣及污垢的作用。牙线分上蜡和不上蜡两种。上蜡牙线一般用来去除牙间隙的食物残渣和软垢，但不易去除附着于牙面上可以导致龋齿的菌斑。不上蜡的牙线直径较小，有利于去除牙菌斑。另外还有含香料和含氟的牙线。含香料的牙线可减轻口臭，使口齿清爽；含氟的牙线可以预防龋齿。

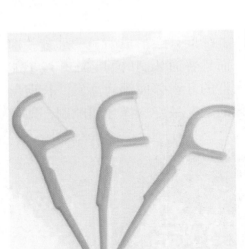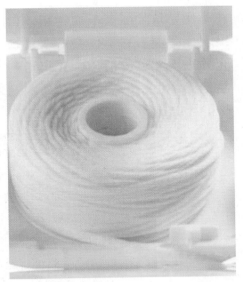

　　牙线的使用很简单。首先取一段约 50 厘米长的牙线，将两端各绕在左右手的中指上。清洁上牙时，用同侧手的拇指和对侧手的食指掌面绷紧牙线，两指间牙线的距离不超过 3 厘米。然后将牙线通过接触点压下去；若接触点太紧，不要用力将牙线从接触点上压下去，否则易绷断牙线或用力过猛而损伤牙龈，可做前后拉锯式动作通过接触点。通过后，将牙线贴紧牙面，上下牵动清洁牙面，注意不要损伤牙龈。每一个牙面要上下剔刮 4 ～ 6 次，直到牙面清洁而能听到"咯吱"的声音；清洁下牙时，由两手食指绷紧牙线，方法同上。如果手指持线不便，也可以使用牙线器帮助。

　　若在牙线通过的区域补过牙，应先将补牙材料磨光滑，以免钩住牙线，使牙线受到磨损而导致断开。牙线最好是饭后使用，特别是晚间刷牙以后使用更为有效。

4. 牙间隙刷的使用方法

　　老年人如果牙齿排列不齐、牙套未安好，或患有牙周病、退行性病变导致牙龈萎缩而暴露牙根时，牙间就会形成明显的牙缝，即出现牙缝隙。它不仅会嵌塞食物，而且普通牙刷的刷毛或牙线不能充分进入牙缝内清洁，导致这一人群的牙齿邻面龋病高发，长期反复地受不适折磨。解决牙缝隙刷牙问题，最好选择牙间隙刷，即俗称的牙缝刷。

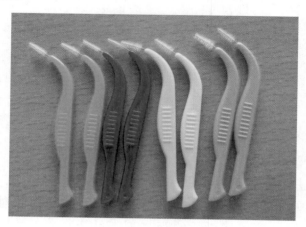

牙缝刷分刷头和刷柄两部分。刷头呈椎体形，有不同的型号，适用于不同宽度的牙缝，可根据需要选择并更换。使用牙缝刷时，只需把刷头深入需要清洁的牙缝中前后移动，就可以清洁牙齿邻面，清除牙齿邻接面的牙菌斑及嵌塞食物，达到洁牙的目的。

牙缝刷的刷毛比较软，容易损坏，因此需要经常更换刷头。使用牙缝刷前，务必要听取医生的指导和建议，以免用力过猛而损伤牙齿。

5. 冲牙器

刷牙是最常见的一种自我口腔保健行为，但刷牙难以清除塞在牙缝隙里的食物残屑。电动冲牙器是比较新的一种口腔清洁器具。

对于暴露的牙间隙，冲牙器的清洁效果是相当不错的。用餐后

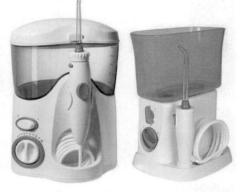

冲洗 1 ～ 3 分钟，就能够把牙缝里的食物残渣碎屑冲洗干净。冲牙器的高压脉冲水流的冲击是一种柔性的刺激，这样的水流不仅不会损伤口腔或脸上任何部位，还有按摩牙龈的作用，会让老年人感觉很舒适。

　　冲牙器使用清水就可以，也可以加入漱口液或镇痛消炎药，针对性地进行强化清洁、治疗效果。此外，可与牙签、牙线联合使用，对老年人清洁牙齿更有益处。

　　6．定期进行口腔检查

　　龋病和牙周病等口腔疾病常是缓慢发生的。早期多无明显症状，一般不易察觉，等到出现疼痛等不适症状时，可能已经到了疾病的中晚期，治疗起来很复杂，老年人患者也会遭受较大的痛苦，花费更多的费用，而且治疗效果还不一定十分理想。因此，老年人应定期进行口腔健康检查，每年至少一次，及时发现口腔疾病，尽早治疗。

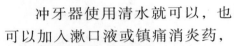

照护小课堂

──口腔的自我检查

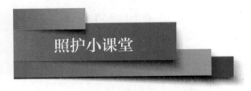

检查牙齿　→　主要检查牙齿有无颜色、形态和质地的改变以及牙齿的数目和排列，如牙齿有发暗、变黑或龋坏成洞，应去医院检查治疗

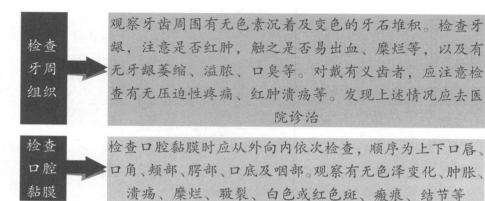

检查牙周组织	观察牙齿周围有无色素沉着及变色的牙石堆积。检查牙龈，注意是否红肿，触之是否易出血、糜烂等，以及有无牙龈萎缩、溢脓、口臭等。对戴有义齿者，应注意检查有无压迫性疼痛、红肿溃疡等。发现上述情况应去医院诊治
检查口腔黏膜	检查口腔黏膜时应从外向内依次检查，顺序为上下口唇、口角、颊部、腭部、口底及咽部。观察有无色泽变化、肿胀、溃疡、糜烂、皲裂、白色或红色斑、瘢痕、结节等
检查颞下颌关节	以双手食指触摸两侧耳屏前的颞下颌关节，轻轻压迫并做张闭口运动，正常张口度约为2.5个横指，无疼痛，无弹响，张闭口均很自如。如出现张口时疼痛、弹响、张口困难及咬东西时疼痛或下颌偏斜时，应去医院诊治

7. 口腔保健品的选择

老年人可以根据自身情况及需要，选择合适的清洁口腔用品，如电动牙刷、漱口水、冲牙器等。老年人应尽量少进食黏性与含糖食物。在可能的条件下，最好选用局部用氟方法防龋，如每天使用含氟牙膏，或用含氟溶液含漱，或由专业人员使用含氟泡沫、含氟凝胶等。

8. 老年人定期洗牙

近年来，随着生活水平的不断提高，人们对牙齿保健重要性的认识也不断提高，作为治疗、保健兼美容的"洗牙"也被越来越多的人接受。酸痛难忍是很多人惧怕洗牙的原因。其实，洗牙是一种很好的牙齿保健手段，也是治疗牙周病的首要措施。定期洗牙，可以完全清除牙齿上的菌斑和结石，使牙周组织保持健康，防治牙周病。口腔卫生习惯较好的人，大约一年需要洗一次牙；口腔卫生较差的人，半年就需要洗一次牙。

二、为不能自理的老年人刷牙

1. 准备工作

准备一：照护人员仪容仪表整洁、大方，修剪指甲，洗手。

准备二：关门窗，调节室温。

准备三：准备牙刷、牙膏、漱口杯（内盛水，冬天用温水）、吸管、小脸盆或小弯盘、干毛巾或一次性防湿围布、润唇膏等。不能刷牙者另备棉棒、压舌板、纱布、弯盘、污物杯或袋。

2. 步骤

（1）刷牙——对象为能刷牙的老年人

第一步：向老年人解释，语言表达自然，内容贴切。

第二步：协助老年人取半卧或坐卧位，将干毛巾或一次性防湿围巾围于下颌和前胸，小脸盆置于床上小桌或用手托住，方便老年人将漱口水吐至盆内。

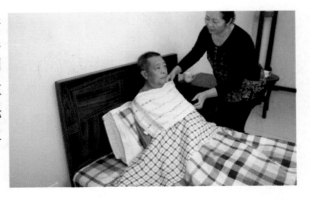

第三步：协助老年人持漱口杯或经吸管吸水，漱口后吐出。

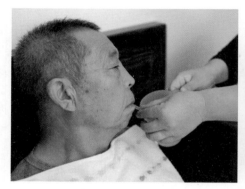
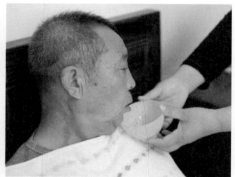

第四步：将牙刷蘸湿，涂上适量的牙膏，递给老年人自行刷牙。牙齿内外面从牙龈往牙冠方向刷，咬合面用旋转和来回推动的方法刷。

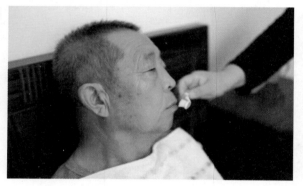

第五步：用清水漱净。

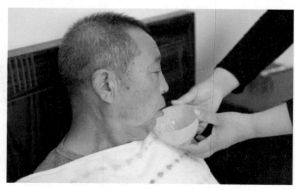

第六步：用毛巾擦干口唇及周围水迹，涂润唇膏。安置老年人

于舒适体位，整理用物。

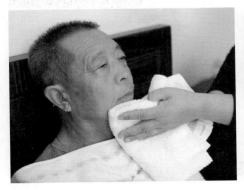
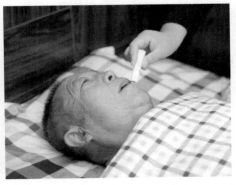

（2）棉棒清洁——对象为不能刷牙的老年人

第一步：向老年人解释，语言表述自然、内容贴切。

第二步：协助老年人侧卧或头偏向照护人员侧，抬高床头，将干毛巾或塑料围布围于颌下和前胸，弯盘或小塑料碗置于口角旁。

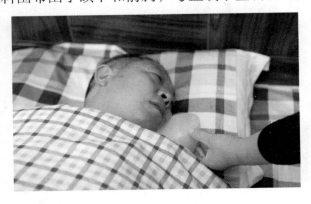

第三步：协助老年人张口，观察口腔情况。使用压舌板时要用纱布包裹，从臼齿间插入棉棒沾水，擦洗顺序为"唇→牙齿外侧面、内侧面、咬合面→上颚→舌面→舌下"。牙齿擦洗从内到门齿，纵向擦洗。

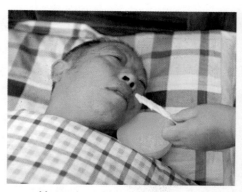
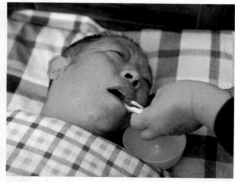

第四步：擦干口唇及面部水迹，涂润唇膏。安置老年人于舒适体位，整理用物。

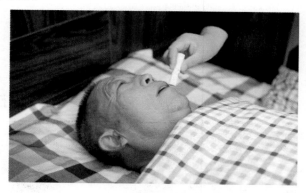

照护小贴士

1. 对象为能刷牙的老年人

（1）能自行刷牙者尽量让老年人自己刷牙；

（2）最好能在每次进食后进行刷牙，以维持口腔清洁；根据老年人习惯，至少早晚要刷牙，进食后要漱口；

（3）根据老年人习惯选择牙膏，避免使用味道强烈的牙膏；

（4）有活动性假牙者先取下假牙再刷牙，假牙清洁后再戴上。

2. 对象为不能刷牙的老年人

（1）棉棒清洁适用于无法自行刷牙的老年人；

（2）棉棒沾水不可过湿，避免老年人误吸；

（3）棉棒不可交互使用，口腔溃疡者遵医嘱局部涂药；

（4）有活动性假牙者先取下假牙再擦洗，假牙清洗后再戴上。

第三节　义齿照护

一、活动义齿的特点及注意事项

1. 初戴易出现不适

活动义齿刚开始戴入口腔经常会有异物感，出现语言不清楚、唾液分泌增加、恶心等现象，应耐心使用，反复练习发音、咬合。

2. 不宜吃过硬的东西

咀嚼一段时间后开始吃软食，尽量少用中切牙部位的义齿啃咬苹果、梨等食物，以免义齿脱落。活动义齿一般不能承受太强的咀嚼压力，因此不宜吃过硬的东西。

3. 疼痛明显应及时复诊

初戴义齿后，若有疼痛和不适，应坚持戴用一段时间。若戴着进食疼痛明显，应取出义齿暂不戴用，并及时到医院复诊。到医院之前，最好将义齿戴用 2 小时以上，便于医生检查分析疼痛的原因。千万不能将义齿搁置起来不戴，时间久了口腔组织和义齿形态发生变化后，就更不好戴了，最后只能重做。

4. 定期检查

戴活动义齿后，应每隔一段时间就去医院复查一次，以便及时发现问题。牙托若出现裂缝，应尽快修理。义齿如果不小心折断，应将各部分妥善保存好，带到医院修理后，一般情况下仍可使用。

5. 少吃黏性食品

最好少吃糯米、奶糖之类的黏性食品，以免将义齿粘住，致使其脱离牙床。如果实在想吃最好量少一些，并且分多次咀嚼。

6. 平日注意保养

要注意义齿的清洁，义齿和真牙一样，是需要保养的。有人认为，活动义齿的保养就是吃完饭后用水冲洗一下。然而这样做只能冲掉义齿表面的食物残渣，无法清除附着在义齿上的细菌及菌斑，长期使用这种义齿，对口腔组织有很大的危害。

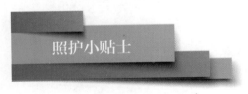

照护小贴士

活动义齿的保养：

在每次吃饭或进食后取下义齿，认真冲洗，并用小的软毛牙刷蘸着牙膏或肥皂水轻轻刷洗各个面，重点是牙托的内面及与剩余牙接触的部位。

刷洗后的义齿应浸泡在清水里，睡觉时不主张戴。为了更好地清除义齿上的食物残渣、细菌和菌斑，还可以将刷洗后的义齿浸泡在化学药液中，达到更好的清洗和消毒效果。不要用热水浸泡洗刷，以延长义齿的使用期限。

一副义齿在戴用几年后，应重新更换。如果义齿与牙齿不密合而导致塞食物较多，或者义齿变形损坏，应该立即到医院修理或重新制作，不能凑合使用。

二、活动义齿的修理与更换

缺牙老年人戴入活动义齿后，经过调整修改可逐步适应，咀嚼功能会有明显提高。但有些老年人的义齿经几年使用后，咀嚼功能又有所降低，而且义齿很容易损坏，这时义齿需要修理甚至更换。如果义齿出现以下情况，则可能需要去医院检查修理或重制。

1 义齿出现松动，甚至在说话、咬东西、大张口时易脱落。这可能是由于牙槽骨的吸收或基牙松动所致。应采取措施修改义齿，如垫底或治疗活动的基牙，必要时重新镶配

2 如口腔内余留牙的真牙龋坏、折断或脱落，视情况可以在原义齿上加一个所缺的牙齿，或重镶义齿

3 如义齿的卡环折断，可重制卡环。义齿因使用或其他原因折断或牙面脱落，可去医院粘接，如不能粘接则需要重制义齿

4 如咀嚼费力、咬不烂食物，一方面可能由于义齿固位不好，另一方面可能由于义齿的牙𬌗面磨损变平、牙齿的垂直距离降低的缘故。此种情况应去医院检查，可将义齿加高并开出沟槽或垫底衬里使其修复合适

5 戴义齿时出现其他不适，如咀嚼肌区和颞下颌关节区疼痛不适、口腔黏膜溃疡等，均应去医院检查治疗

三、固定义齿

固定义齿虽然在制作过程中最大限度地模仿真牙的形态，可它与原来的真牙还是有所差别的，而这种形态上的差别恰恰是影响固定义齿清洁的一个重要因素。因而固定义齿修复后应更加注意清洁工作。勤刷牙、多漱口，及时除去进食后口腔内的食物残渣，最大限度地消灭细菌赖以生存的土壤，保护好老年人的固定义齿。

相比金属冠，烤瓷冠由于具有较强的硬度、很好的色泽稳定性、美观等优点，得到更多老年人的喜爱。因为瓷的脆性较大，所以烤瓷冠必须注重日常保养，切忌用烤瓷牙来咀嚼过硬的食物。此外，烤瓷牙虽然具有色泽稳定的优点，但它也经受不起有色食品、饮料、烟草等的长期刺激，长期吸烟、喝茶同样会造成色素沉着。

照护小贴士

精神病或生活不能自理者，为避免将义齿误吞，要尽可能镶固定义齿，即便是安装上固定义齿，患者在神志不清或者有发生抽搐危险的时候，还是要注意防止义齿因长时间使用后发生松动或在强力作用下松脱，造成义齿误吸入。

四、种植义齿

1. 种植义齿的好处

（1）种植义齿的咀嚼功能优于许多传统义齿。

（2）种植义齿具有很强的固位力与稳定性，可像真牙一样扎根在老年人的口腔里。

（3）可少磨或不磨自己的真牙。

（4）种植义齿不需要活动义齿必备的基托与卡环，没有大面积塑料基托导致的味觉迟钝与不舒适感。

（5）种植义齿体积小、不露金属、美观，有利于保持口腔清洁卫生。

2. 种植义齿术后注意事项

（1）植入义齿根术后2～3天，手术区域可能会发生一些肿胀，此时可对手术区域进行冷敷；避免进食过烫的食物，不要用手术区域一侧进食；使用漱口液，手术区域勿刷牙；避免过度运动、疲劳、桑拿以及泡浴；禁烟禁酒。出血和疼痛严重时应及时就诊。

（2）在植入义齿根后应注意口腔卫生，饭后及时漱口，也可选用药液漱口，每天早晚均应用软毛刷或棉花条清洁种植体基台一次。

（3）种植术区拆线后3～6个月内，不能使用其用力咀嚼，从而影响种植效果，这是保证种植效果极为重要的问题。术后应定期检查种植体与骨组织、牙龈组织间的结合情况。

（4）烤瓷义齿修复后，不宜咀嚼过硬的食物。同时还要注意保持牙缝处的卫生，以防邻牙发生龋坏。

（5）防止种植义齿外力撞击，一旦牙冠受到撞击则有伤到牙根的可能，应该立即到医院检查和处理。同时应认真执行医嘱，定期复诊。

3. 种植义齿的保养

即使老年人勤做种植义齿的保养，在长期使用后，种植义齿也和天然牙一样，会长牙石和菌斑，需要定期洗牙。由于给种植义齿洗牙要使用不锈钢碳素特制的仪器，所以要到专业的口腔医院进行。

（1）种植义齿的保健在很大程度上依靠老年人自己保持清洁，发现问题时要及时复查。

（2）清刷工具和方法

最常用的工具为牙膏、牙刷，应选用刷毛较软的牙刷，并在使用前用热水浸一下使其变得更软，再蘸取牙膏、食盐进行清刷。

（3）清刷保健要有规律性

应对种植义齿做有规律的清刷。每天早饭后和晚饭后的两次清刷是最重要的，因为在睡眠中唾液分泌量减小，会影响自洁效果。

五、义齿照护操作

1. 目的

帮助戴活动义齿的老年人清洁口腔，维持口腔与义齿的清洁，避免义齿损坏，提高舒适度，预防并发症。

2. 准备工作

准备一：照护人员仪表整洁、大方，修剪指甲，洗净双手。

准备二：关上门窗，调节室温。

准备三：准备杯子、牙刷、牙膏等，视情况准备口腔清洁用物。

3. 步骤

第一步：向老年人讲清要做的事情，语言表述自然，内容贴切。

第二步：帮助老年人张口，轻轻取下义齿，漱口。

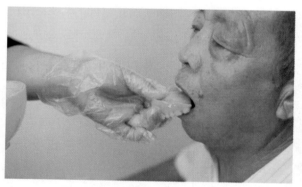

第三步：用软毛牙刷或药棉沾牙膏刷义齿各面，用流水冲净，帮助老年人清洁口腔，轻轻装上义齿。

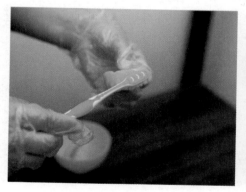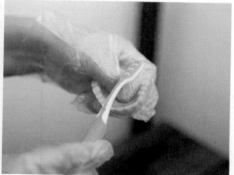

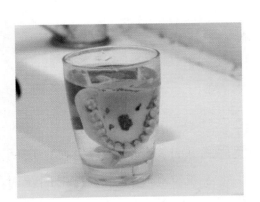

第四步：暂时不用时将义齿浸于冷水中保存，安置老年人于舒适体位，整理用物。

照护小贴士

1. 每次进食后应取下义齿清洗，并漱口以清洁口腔；

2. 义齿浸泡于清水中保存，不能用热水或酒精浸泡；

3. 进行口腔内各项操作时取下活动义齿，避免义齿脱落引起窒息；

4. 非进食期间，可不用戴义齿，但白天应装义齿，以免影响外观和影响说话、交流；一般于睡前取下，次晨装上，避免牙龈长期受压。

说　明

　　本套丛书使用的部分资料和图片，由于时间原因未能及时联系到作者，在此深表歉意！请作者见书后及时与编者联系，编者将按有关规定支付相应稿酬。

　　联系邮箱：13901247816@163.com